peaceful passages

A
Hospice Nurse's
Stories of
Dying Well

最後瞬間的美好

—

17年安寧療護工作，
真實見證47則平靜安詳的
告別故事

—

Janet Wehr, RN

珍妮特・威爾——著
謝凱蒂——譯

推薦序

最深刻的學習

台灣安寧照顧基金會董事長　楊育正

今年是我進入醫學院，開始走上學醫之路的第五十年。這五十年來，我努力學習，從來沒有停止過，到今天我自己也開始身為人師。不久前我到一家醫學院，對醫學生們做了一場演講，演講以後有一位同學向我提問，他說：「老師，對於我們剛剛走入學醫之路的這些新人，您覺得最重要的是什麼？」我對他們說：「永遠記得你最初的感動，保持你服務的熱忱。」我並且舉我在一九七三年當實習醫師時，曾照顧一位紅斑狼瘡的多重器官衰竭的病人為例，在他生命末期時由於我的陪伴跟關懷，他跟我建立了很好的關係，並在最後的關頭對我表達他深深的感謝。他的感謝變成我的感動，而這樣的感動就一直持續到今天，成為我一直服務的熱忱。

在我所有的學習當中，雖然有許多是在書本上、文獻上所看到的靜態學習，然而最多的，還是每一個到醫院來的生命所給我的感動跟學習。不錯！只有生命能夠感動生命。

而在我最近的二十五年來，專心從事婦科癌症的服務，與病人一起面對在罹患癌症以後所面對的問題。我陪著他們一路行走，關懷他們的生活起居，也為他們尋找最好的治療，直到最後的關頭我也盡量陪伴他們，解除他們的痛苦。然而在我進入這一行之初，我們當年不是這樣的，我們總是奮鬥、奮鬥、再奮鬥，總是盡一切可能給病人積極的治療，而在今天看來有許多其實是無效的醫療，憑空增添了病人許多的痛苦。

安寧的思潮在一九八〇年代來到台灣，一九九〇年台灣安寧照顧基金會成立，從此經由教育、宣導，終至遍地開花。現在台灣已經是二〇一五年《經濟學人》雜誌（*Economist Intelligence Unit*）所做的全世界八十個國家死亡品質調查的第六名，在亞洲我們是第一名。

照顧疾病末期的病人的確給予我們許多學習的機會，這是真正深刻的學習。人到底是什麼？生命的本質到底是什麼？我們人，生以前、死以後到底是如何？我們所經歷的這一生，或許在結束以後也仍然還能有所期待，那麼我們應該做什麼樣的學習？

藉著安寧照顧，許多從事這方面的服務與服事的人員，都得到深刻的學習，特別是生命的學習。我們也知道一九六〇年代，安寧觀念的創始者桑德斯醫生（Cicely Saunders），她之所以走入這一行，也是藉著她所照顧的一個病人給她的啟發，使她建立安寧照顧的觀念，這樣的思潮，也從此傳揚到世界各地。

今天這本書的作者也跟桑德斯當年一樣，是一名護理人員，她藉著照顧病人，從病人的生命當中，特別是走到終點處的人，陪著他們、關懷他們、引領他們，她也曾經對於走入這一行有所猶豫，可是藉著她的一個病人瑪麗跟其家人對她的倚賴、對她的感謝、給予她的感動，使她得以全心地走入安寧照護這一條路，全心地付出，並且在照顧病人當中，分享他們生命的華美跟所有的故事。

存在主義大師，德國哲學家海德格爾（Marti Heidegger）曾經說過：人只有面對自己死亡的時候，真實的自我才會出現。我們每個人真正面對自己死亡的時刻，一生只有一次，然而藉著照護疾病末期的病人，我們不但能為他解除身、心、社、靈各方面的痛苦，也能藉著他們的生命故事，讓自己一次又一次有機會地就如同面對自己的死亡般，能夠看到真實的自己，及早建立屬於自己專有的生死觀。

這本書裡面有許多詳盡的內容，值得你我藉著作者所感受過的感動，以及作者所說每一個人生命豐富的、或是華美的內容，讓我們也再一次學習。

在這個世代，我覺得最最重要的不是物質，而是人文。而人文素養當中最重要的就是生命教育，自己的生死觀。每個人都要及早藉著所有的機緣，建立自己的生死觀，對此別人無能為力。而一旦能夠對於生命的本質有所認識，這一生將如何過、這一生你會擁有的幸福，或者這一生你尚未完成的遺憾，都能藉著這樣的學習，有機會及時完成。

這是一本非常好的書，能夠讓從事這一行的工作者，以及讓從來沒有想到需要去思考生命終點的人，都有好的學習。身為台灣安寧照顧基金會的董事長，我非常榮幸能夠先閱讀本書，也非常榮幸能推薦給大家！

推薦序

面對死亡，見證生命的美好

推動善生善終理念的重症醫師、陽明大學附設醫院醫師 陳秀丹

做了二十幾年的醫師，面對過父母至親與許多病人的死亡，談論死亡對我而言，是沒有壓力的事。

很高興看到這本書，也很欽佩這位安寧護理師的熱誠、真心與坦白，因為她無私的分享在陪伴病人死亡過程中所經歷的許多事件，或是所謂的神奇事蹟。而這些，其實是我們平日在臨床工作中常聽到、看到、甚至親身經歷的情境，但我們僅止於茶餘飯後的閒聊，而她卻勇敢的寫出來，不怕別人說她怪力亂神，這令我讚嘆——感謝這位偉大的白衣天使！

感謝老天，我曾照顧過一位很可愛、患有慢性阻塞性肺疾病的老先生。他在

家使用氧氣治療已兩年，當他最後一次因呼吸衰竭住院時，在病情暫時改善後，他很認真的簽署大體捐贈，交待後事、分配財產。從生命回顧中，他找到生命的意義，他說他人生已經很滿足了，感謝老天讓他活到八十二歲，他深信這是做好事換來的。

預知死亡將至的他，死前一天召集全家人到病房，親手發手尾錢，甚至要我為他死前的神奇經驗做見證，為他錄影。在長達七分多鐘的告白中，老先生全程右手高舉，神采奕奕、聲音宏亮，他感謝家鄉同姓、不同姓的人，讓他的族人能在鄉里中擔任鄉長與代表；他說人生很圓滿，感謝家人對他的照顧，兒子、媳婦都很孝順，讚嘆女兒是無價之寶，感謝孫子對他所交待事物的「唯命是從」。他表示只要一下子的時間，他就可到達天上。從他滿面的笑容，看不出一點對死亡的害怕。錄完後當天下午，他的體力急速下降，無法下床，家人瞭解到他真的不行了。第二天，他雙手合十說觀世音菩薩來了，他要走了，就這樣帶著笑容離開人世間。

見證這個死亡過程、或是看過錄影帶的人都感到不可思議。這樣的死亡過程，一點都不可怕，甚至你都不會覺得他已經死了，因為他的笑容、他的自信、他的愛都活在你我的心裡。

常有人問我，阿丹醫師妳每天這麼忙，要面對這麼多苦難、甚至即將往生的病人，為何妳還是充滿熱情？現在我可以告訴你，仔細看《最後瞬間的美好》這本書，答案就在裡面。誠如作者所說：「臨終者教導我們怎麼愛、怎麼允許自己被愛；怎麼原諒、怎麼請求原諒；怎麼自得其樂、怎麼將快樂傳播給他人。」；更殊勝的是，臨終者讓我們見證肉體與靈性的消長，與天地之間的連結，讓活著的人對生命有更深的體認，對死亡不會那樣恐懼。希望所有讀者都能從本書中瞭解到「向人生告別的莊嚴之美」，我誠摯的推薦給您。

推薦序

安寧療護是生命的「護生福」

高雄市張啓華文化藝術基金會執行長、台灣安寧緩和醫學學會理事、
台灣安寧照顧協會理事、衛生福利部屏東醫院家醫科兼任主治醫師、
高雄醫學大學【生死學與生命關懷】兼任講師　許禮安

我二十一年前開始出版安寧療護故事書，已完成十多本著作。近五年出版的書籍有：《人生，求個安寧並不難》、《那些菩薩給我們的故事》、《安寧療護的一〇〇個小故事》、《生死關懷的一〇〇個小故事》、《許禮安談生說死》。時報文化這本新書文稿，我姊才看十多頁，就對我說：「這位作者比你還會說故事！」

在我從事安寧療護第二十二年時，召集並撰寫近半本《安寧緩和療護》教科書，共同作者中有三位護理師：高碧月、根秀欽、黃裕雯，其安寧療護年資都超

過十七年之久，前兩位更長達二十七年。台灣還有許多資深安寧護理師，也有更多臨終陪伴的本土故事可說，可惜出版社不願賞臉，讀者只好用外國人的臨終故事，陌生的觀想自己必然的未來。

人類學家說：「死亡與臨終是現代世界的文化禁忌。」我說：「一般人對於死亡的基本人性反應是：轉身、背對和逃離！」寧可像鴕鳥把頭埋在沙堆，也不願睜開雙眼去凝視死亡。潛意識以為不準備，死亡就不會發生；或者一準備，立刻就發生。我經常提醒家屬：「寧可準備好而用不到，千萬不要臨時有變化，卻什麼都沒有，只留下一場慌亂和一生遺憾。」

書中提到多位末期病人有「臨死覺知」，我認為：台灣病人臨終看到的景象可能不一樣，畢竟臨終和死亡有著文化差異。幸好這些短篇故事，可以讓讀者預習「死路一條」的必然結局，我說是「心理上的預防針」。民俗信仰者可以當成「護身符」，其他宗教信徒則可視為「護生福」：因為「尊重生命」以及「尊重自主權與個別差異」，而可以在活著時就「維護生命的幸福」。

推薦序

練習能好好說再見的幸福

中華民國家庭照顧者關懷總會秘書長　陳景寧

為這本書寫推薦文的同時，我正好在紐約參觀了九一一紀念博物館。在那場奪走二千九百七十七條人命的恐怖攻擊事件中，大多數人在面對死亡的前一刻仍渾然未覺，只有少數人有機會與所愛匆促道別。從這樣的角度來看，因為疾病衰老逐漸走向生命盡頭、預知死亡的故事，究竟是折磨或幸福？

台灣目前約有七十六萬失能、失智及身心障礙者，平均照顧時間長達九．九年，大多數仰賴家人照顧，最困難的挑戰之一，就是面對生命最後階段，如何「放手」？如果沒有好好說再見，走不出悲傷，甚至還心懷罪惡感或遺憾的家庭照顧者，大有人在。

台灣傳統文化忌談生死，學校教育也很少涉及，但「放手，也需要學習」。本會近來推動「家庭照顧協議」，重點之一就是與家人共同面對死亡議題，減少無效醫療、維護生命尊嚴。很高興有這樣一本「關於死亡的練習書」，透過資深安寧療護工作者的帶領，從諸多真實故事中，讓我們找到自己的參考座標，學習如何好好說再見。

在這些不同背景的故事中，也看得到妥善面對死亡的共同元素，一是宗教信仰，因為有了對死後的想望和寄託，讓人能更勇敢面對死亡；另一個則是家人的愛，讓人感到不枉此生、了無遺憾。

我想起父親臨終前，逐漸失去生命徵象與意識，母親、弟弟和我握住父親的手，在他耳邊輕柔地道別，感謝他的辛勞，即使父親已無法言語，卻從眼角流下汨汨淚水，彷彿仍能心意相通。多年後的今天，我仍能感覺到父親雙手的餘溫，他的慈愛不曾遠離。我們沒有遺憾。

目錄

第二部　道別的方式

第三部 溫馨的情感

第四部 神祕與靈性的經驗

第五部　難搞的客戶

第六部　說個笑，輕鬆一下吧！

前言
向人生告別的莊嚴之美

每每與人談到我的護理工作，第一個面對的問題總是：「妳為什麼會選擇安寧療護呢？」不論是家人、朋友、陌生人，甚或其他領域的醫護人員，都曾這樣問我。醫療照護多以拯救生命為主要目標，「死亡」被視為失敗結果。長久以來，多數人並不瞭解何以有人願意耗費精力護理無望痊癒的病患。我過去也曾從事治療、拯救、復原的護理工作，確實是歷經了思想上的重大轉變，才決定調整跑道。透過親身體認，我知道安寧療護的重要性絲毫不少於其他醫療領域，只是這些病患已不再有治癒的可能。

別人也常問：「會一直都很難過嗎？」、「不覺得可怕嗎？」、「會經常掉眼淚吧？」安寧療護人員總是這麼回答：「不會，我並不會一直難過。」、「不，並不可怕。」、「是，我常常掉眼淚。」但我們的眼淚常是出自於安慰、喜悅與成就感，因為我們能幫助病人在善終之前的幾週、幾天甚或幾小時感到舒適與滿足，也幫助家屬以正面態度朝相同目標努力。

安寧療護人員在專業訓練下提供症狀控制、疼痛護理、衛生教育，並在病患面對死亡的過程中凝聚力量並提供撫慰，對於病患本身，以及常是第一次見證死亡過程的家屬而言，著實具有不可取代的價值。就某方面而言，安寧療護就像助產，工作人員提供教學、支持與引導，但不實際介入病患與家屬正經歷的過程。

入行之初，我曾一度感到懷疑，不知自己能否勝任。「面對死亡」或許是人類生命中最重要的歷程，我是否夠資格協助他們？

在心中如此掙扎之際，我接下一位新病人。瑪麗恰巧與我同年，她的三個孩子也與我的孩子年齡相仿，都是二十多歲。我與她的生命幾乎同步，時而讓我有攬鏡自照的錯覺。瑪麗接受安寧療護期間，她的孩子們是最主要的照顧者。

有一天，我開車前去進行居家訪視，一位鄰居正好從瑪麗家的車道倒車出來，經過我的時候，她停車並搖下車窗問我：「妳是珍妮特嗎？」我點點頭，同時看到她臉上滿是淚水。

她指指瑪麗家，說：「妳知道妳對他們有多重要嗎？妳知不知道他們每天引頸期盼妳的到來？因為他們仰賴妳的支持，還有妳的專業。妳知不知道妳可以做到我們都做不到的事？因為我們都太害怕了。真的很謝謝妳！」

這不就是我苦思欲得的答案嗎？她為我解開了所有疑問。我從事安寧療護，因為我能，因為這是我的天命，因為我可以有所貢獻。

我想說清楚的是，安寧療護人員其實是幕後人員。我們給予引導與支持，但家屬與照顧者才是病人生命最終旅程的主要支柱。我曾見過無數家屬以愛與關懷呵護病人，減輕病人的痛苦，無微不至照顧病人的溫飽、清潔、安適，讓病人的身、心、靈都受到滋養。我看到家屬把心愛的物件塞到病人手中或被子裡，好讓他們舒心；有時跟他們一起躺在病床上，自己忍受不舒服，只為讓病人感受肢體的親密。我看到家屬溫柔的告訴病人可以安心離開，堅強的說自己會好好的，但其實心中一點也不確定，因為他們已經開始因思念而傷懷。安寧療護人員只是從旁協助，但這些丈夫、妻子、子女、孫子女、朋友，才是提供安寧療護的主角。

安寧療護牽涉的層面十分多元，我們能夠深入病人的家庭，接觸並瞭解各種文化與宗教，也經常受邀參與各種儀式。我曾有機會看到家屬為母親施行日本靈氣療法，為父親滴灑聖水祈福，為姊姊吟誦印度教經文；或是以意第緒語為父親祈禱。若非因為這份工作，我不可能有機會如此近距離觀察到源自全球各地的習俗。

末期或臨終病人畢竟是自己面對這段旅程，甚至常處於孤單之中，即便我們每天都與他們說話，也無法真正瞭解他們的體會。但在某些時刻，我們也有機會一窺臨終者經歷的華美與光輝：

我的病人亞倫在死前對我說：「房間裡有好多天使，妳看見了嗎？」他大聲數：「一、二⋯九⋯十九個天使，就在這裡！」

萊恩則告訴我：「妳可能以為我瘋了，可是，我五年前過世的哥哥昨天晚上就在我身邊，他說我離開的時候到了。」

吉姆則說他做了一個清晰無比的夢，看到他過世的父母與兄弟們正圍著桌子打撲克牌，其中有一張椅子是空著的。夢裡的情境十分符合吉姆的幽默感，也刻劃他在家人離去後的寂寥。在吉姆最後的日子裡，這個夢境撫慰了他的心情。

伊娃曾與我分享她的瀕死經驗，她說，四十年前的那段體驗是那麼「燦爛輝煌」，後來她再也不用這四個字形容其他事物。之後她能夠平和、從容地走過最後的路程，正是因為她曾面對死亡，清楚知道是什麼在前面等待著她。

對安寧療護人員而言，這些經驗總令我們感到渺小，進而體會到其中的神聖與珍貴。看到病人在走向人生終點之際，能夠免除痛苦與焦慮，並感受到最多的愛與關懷，就是給我們最好的獎勵。

接受安寧療護的病人總是十分易感，原本陌生的彼此，很快就能建立親密的友誼。在我的第一位安寧療護病人善終後，我就意識到自己在照顧期間與過後必定會經歷強烈的情感起伏，有必要尋求抒發管道加以緩和。接下這份工作以來，我曾參加許多喪禮與紀念儀式，之後也與某些家屬保持聯繫。這些友誼被我視為工作中不可或缺且意義非凡的一部分。

第一位病人帶給我非常深刻的感觸，讓我意識到安寧療護是我的天命。病人們對我的生命與職業生涯也產生了重大影響，為了紀念他們，我開始撰寫記錄，將我照顧過的每一位病人的名字與忌日都記下，隨著時間過去，筆記中的名字與回憶也逐漸累積。在獨自沉靜的時刻，只要打開筆記，便立刻憶起這些病人，他們曾駐足於我的生命，讓我有幸在他們辭世之前照顧他們。在我們的關係中，我才是真正的受惠者。

我最初將筆記命名為「飛向天堂」，隨著記下的名字越來越多，各個故事編織在一起，我又將它稱為「平靜告別人生之語[1]」。我希望讀者能認識這些曾經教導我何謂安寧療護的病人，也能瞭解安寧療護與死亡過程，以及向人生告別的莊嚴之美。

書中所有人物都是真有其人，所有事件都是我的真實經歷。有人或許會問我，書中描述的是典型安寧療護案例，還是我只記錄令人稱奇的故事？雖然我敍述的經驗並不普及於所有個案，但確實是經常可觀察到的狀況。無論世俗觀點是否認可，我都認為每個生命的終結，就如最初降臨人世一般奇奧。我也認為，無論看似平凡或稀奇的任何事物，我們都必須去體會其中的深妙之處。愛因斯坦曾說：「你可以有兩種生活態度：一是無事值得驚奇，又或是世事無不教人驚奇。」

透過這些故事，我希望面對生命終點的人能夠瞭解並接受身邊陪伴者的感受，也希望他們獲得生者的理解，然後敞開心懷、理智的接受自己就要邁入這神聖境地的事實；更希望一般人對死亡過程有所認識，當有一天必須面對死亡的時候，可以冷靜面對，甚至期待即將獲得的輝煌體驗。

最後，書中使用了「天堂」一詞，但讀者盡可依據自身的信仰所指稱的死後世界，以「極樂世界」或是「西天」等語辭替換之。

1 編註：本書原文書名為〈*Peaceful Passages*〉。

〔第一部〕瞭解死亡

當你的心因損失而哭泣，
你的靈魂也會因收穫而歡笑。

|伊斯蘭教蘇菲派箴言|

死亡是所有人必經之途，無論是何肇因；期程冗長或短促；態度抗拒或接受；過程激烈或平和。每個人面臨生命終點之際，都有自己特殊的生理、心理，以及性靈的需求。

面對自己與心愛之人的死亡，最好的方式並非逃避，而是視之為自然的生命進程之一。

每每聽到病人能夠稀鬆平常地談到自己的死亡，就像說到生活瑣事一般，我總感到有些欣慰與意外，也十分敬佩。「我想讀完這本書，只是不知道我的命夠不夠長。」、「等我把這封給孫子們的信寫好，就可以安心的走了。」、「在我死前，我們再去一次佛羅里達，如何？」

我們在活著的時候，若能思考死亡、談論死亡、閱讀與死亡有關的書，讓自己對死亡不陌生，或許就會發現，原本極力抗拒去面對的死亡，其實並不可怕，至少不如過去想像的可怕。

首次任務

臨終者的孫子，是著名的外科醫生，
他又急又怒地將彌留的祖母送到醫院急救。
急診人員只看了老人一眼，就對「醫師」說，
他祖母不是病了，而是要往生了，應該要送她回家。

凌晨兩點十五分，電話鈴聲響起。這是我一個月前開始從事安寧療護工作以來，第一個在待命時段發生的任務，我速速著衣、梳好睡扁的頭髮，感覺有點像消防隊員聽到警鈴的時候，立刻跳起來穿好靴子、順著鋼管滑下的情景。

我先複習病人的名字與地址，以及分診護理師在電話上提供的資訊：「瑪德琳快要過世了，家屬希望妳儘快趕過去。」我在路上也繼續複習這種狀況的應處程序，至於該說些什麼，我想我的心會告訴我。

我深吸一口氣，敲敲門。這是間小巧舒適的公寓，瑪德琳的孫女克莉絲蒂前來應門，臉上明顯有哭過的痕跡，她的丈夫傑克陪伴在一旁。我先安慰他們一會才走進臥室，病床上的瑪德琳蓋著粉紅色的被子，蒼老而脆弱，形銷骨瘦如貧童，雙膝蜷縮在胸口，姿勢就像回到母親的子宮裡。手腳指甲是灰藍色，像是海貝內殼的顏色，這表示她的心臟極為虛弱，就連這僅孩童般大小的身軀也無法充分供血。她的呼吸聲粗啞，發出所謂的「死亡喉音」，一呼一吸之間有很長的間隔，我知道她只剩餘幾小時、甚至幾分鐘的生命。

我輕聲向克莉絲蒂與傑克解釋瑪德琳呈現的生理現象，也就是瀕臨死亡的跡象與症狀。他們仔細聆聽，瞭解他們所見是人體生命跡象流失的正常狀況後，便不再緊張。克莉絲蒂說，兩天前瑪德琳才說過她老了、累了、已經擁有豐富的人生，現在想休息了。當時瑪德琳十分平靜與安詳，語氣是全然的滿足與篤定。

突然，一位面生的男子衝進屋裡，顯然有怒氣，一副前來主事的態度。克莉絲蒂介紹那是她哥哥羅伯特，是我們醫院裡著名的外科醫師。他快步掠過我們，到房間看即將往生的瑪德琳。他對瑪德琳做幾秒鐘視診後，就打電話叫救護車，然後轉頭對我大吼：「妳在做什麼？我祖母快要死了！她需要急救！馬上急救！」

我向來都有能力成功緩解情勢，此時也冷靜向他解釋此時無需緊急送醫。我說：「你祖母已經九十九歲，她的醫生也已經跟家屬說明，她的症狀與衰竭屬於壽終現象，無法治療，她已經看不到、聽不見，現在也無法吞嚥，或許她也不願留在人世了。」

羅伯特只是瞪著我，不耐地抖腳，一心等著急救人員。

他們來了。羅伯特一開門就用權威的語氣大聲說他是「醫師」，一夥人立刻接受聖旨，火速將瑪德琳送上門外的救護車，留下克莉絲蒂、傑克和我目瞪口呆杵在原地。

這是什麼狀況？所有安寧療護訓練都沒告訴我該怎麼應對這種狀況，我覺得自己辜負了瑪德琳，只能祈禱她不會死在全速疾駛的救護車上，或滿是陌生人的急診室裡，也祈禱急診人員不會為她插管或施行心肺復甦術。我跟克莉絲蒂與傑克一樣，都希望瑪德琳可以躺在自己的床上，在自己的家裡，環繞身邊的是愛她、瞭解她已經想要休息的親友。我拿起護理包離開瑪德琳家，深覺我有負所託。

隔日再次接獲通知前往瑪德琳家，克莉絲蒂說的情況我早已經預料到：急診人員只看了瑪德琳一眼，就對「醫師」說，他祖母不是病了，而是要往生了，他們認為應該送她回家。

瑪德琳一直撐到她又回到自己的粉紅色房間、躺在鬆軟的鵝絨被下，才靜靜地離開人世。

待命

往生者的家屬感謝我在他們傷痛的時刻給予指引與支持，
他們說會永遠記得我。
雖然之後我還會不斷重複經歷如今日一般的場景，
但家屬和他們所愛的人都將永遠留存在我心中。

呼叫器響起，凌晨兩點。我不情願地離開夢鄉與柔軟的臥床，展開任務準備。我穿上前晚已先預備好的外出服，動作非常迅速，頭髮也沒空好好打理，得立刻趕赴需要我的地方。有人往生了。

我頂著黑夜出門，根據任務提示單前進，雖已去過多次，但都是在白天，我可不能在這個時間迷路。

我把車子停在門前，鎮定一下自己，以便冷靜面對屋內可能有的風暴。

應門的男子臉上有淚痕，不發一語帶我到後面的臥室，然後就消失在轉角處，不願我看到他哭泣。

病床上的死者是位嬌小可愛的婆婆，沒有心跳、沒有呼吸、眼神凝滯、眼皮半闔。我想著她不知是怎樣的人、曾經做過什麼事、愛過誰，又被誰愛過。

一位女士表示是死者的女兒，我告訴她，她的母親已經往生。站在門邊是兩位十幾歲的孫子，得知雖在預期之中、卻又害怕聽到的噩耗，淚水瞬間湧出。

我關掉氧氣，取下婆婆鼻子上的氧氣管，輕聲向家屬致哀，表示他們有充分的時間跟祖母道別，並說明我得打電話通知驗屍官、醫師、禮儀師，所以先離開一會。然後我向醫師報告病人死訊，他已照顧這位病人多時，託我向家屬致哀，我能聽出他語帶哀傷。

接下來我打電話給驗屍官與禮儀師，兩位都已與我熟識，一樣經常在午夜過後的時刻工作。我通知他們，死亡時間是凌晨兩點三十分。

我向家屬表示，在禮儀師接走死者之前，我可以為死者沐浴更衣，女兒於是去準備一些必需品。能夠最後一次為母親做些什麼，她似乎感到有些安慰。我溫柔、敬重地著手為大體洗澡，家屬就在隔壁房間等候。

這位婆婆已經病了許久，生命流失一如枯葉，胸部與腹部還遺留藍色墨水痕跡，那是化療師為她治療時做的記號。我為她穿上女兒準備的衣服：潔淨的內衣、輕軟的藍色毛衣、絲絨黑褲、舒適的襪子，然後梳好她的頭髮，並在她臉上噴一點點香水，好讓她香香的接受家人吻別。

門鈴響起，外面車道停放一部白色小巴士，是禮儀師到了。我請家屬向祖母道別，並表示祖母上車的時候，他們不妨在房裡等候，以免太難過，但他們決定陪在一旁。

我協助禮儀師將大體移到輪床，看著大體袋的拉鍊拉上越過她的臉。無論這場景我曾見過多少次，這正式終結的一刻總令人特別難受。

我收拾零散的醫療用品、取下床單、整理房間，將藥物棄置在裝了貓砂的塑膠袋裡，這是我特別為這個用途而放在護理包裡備用的。最後，我熄燈，並關上身後的房門。

家屬上前感謝我在他們傷痛的時刻給予指引與支持。過去幾週以來，我多次探訪，他們說會永遠記得我。雖然我還會不斷重複經歷如今日一般的場景，但家屬和他們所愛的人都將永遠留存在我心中。

我看看手錶，凌晨四點了。我走到屋外，上了車，發動車子。

呼叫器響起。

有人往生了。

疼痛緩解

因為宗教信仰的緣故，乳癌末期的雅妲從未就醫與使用止痛藥。在左邊乳房被癌細胞吞噬並發出惡臭後，她隔離自己，連孩子也不見，以免因為病況而感到羞恥或侵犯他人。她的先生哭著說，他要違背教律，讓妻子接受用藥，緩解疼痛。

不具有醫療專業背景的人，在照顧生病的家人時，常以為是臨終前使用的藥物導致死亡。之所以有此誤解，主要是因為病重之人往往就是在用藥過程中死亡。但我認為有必要在此鄭重澄清，這類病人真正的死因是疾病進程，而非旨在減緩臨終者痛苦的藥物。嗎啡就是此類藥物之一，這是醫院、診所、居家的病人經常接受的藥物，完全沒有導致死亡的疑慮。就安寧療護而言也一樣，容我再強調一次：緩解性的醫療照護不會致死，疾病才會。

幾年前有一位病人雅妲，她的宗教信仰不允許她尋求醫療協助或接受用藥，她後來成為我的病人之一。

是她的丈夫查理先與我們接觸，他自我介紹過後，就開始描述妻子的狀況，絕望之情溢於言表。雅妲六十三歲，罹患末期乳癌，因為宗教信仰的限制，她從未看過醫生，也不曾使用緩解疼痛的藥物。

數月前開始，她將自己關在樓上房間，除了查理之外，幾乎不見任何人。原因是左邊乳房已被癌細胞吞噬，並發出惡臭。她隔離自己，連孩子們也不見，以免因為病況而感到羞恥或冒犯他人。查理哭著說，這樣已經夠糟了，但更糟的是，妻子正忍受巨大的痛楚，他實在不忍心，含淚表示他準備為了自己與妻子而違背教律，讓雅妲接受用藥，緩解疼痛。

我完全理解查理的立場，但也知道，如果雅妲的意識清楚、有自決能力，就必須由雅妲自行抉擇。

當我踏入雅妲避世而居的房間，不禁感到心碎，原因並非那強烈得令人暈眩的氣味，而是看到雅妲坐在椅子上，駝著身體伏在小桌上，用手肘支撐上半身重量，這是她發現唯一稍可耐受劇痛的姿勢。

查理也跟我上樓，他說到了晚上，他就在桌上放個枕頭給雅妲。他說雅妲已經幾個星期無法躺在床上或椅子上。任何動作，包含呼吸，或是準備睡覺的動作都會引發劇痛。

我告訴雅妲，我可以提供幫助，可以送來病床，調整成讓她舒服的角度，她聞言抬頭盯著我。我說可以為她上敷料，去除癌細胞氣味，她開始聚精會神聽我說話。我說，除非我可以讓她好好休息，否則我不會休息。這時她流下眼淚。「我只希望能躺在舒服的床上，我只希望不要一呼吸就痛，我只希望可以好好睡覺。」

查理走到妻子身邊，輕聲說他已經改變了幾個觀念，其中一個就是關於不可用藥的教條。他溫柔地問：「妳不反對科學研究是吧？科學也是上帝的恩賜，而藥物就是科學的產物，如果我們不用藥，可能反而是不懂得感激上帝。」雅妲不需思考太久就對查理點點頭，然後以微弱的聲音對我說：「只要能幫助我的辦法，我都願意接受。」我在心中默默祝禱：「感謝上帝！感謝查理！」

安寧護理師幾乎都知道，疼痛或焦慮有可能延長臨終者的彌留現象。當病人全力關注身體的感覺，無法放鬆，反而不能好好善終。我相信透過藥物的施用與醫護措施的介入，讓病人能夠感到舒適與放鬆，才能進入身、心、靈彼此和諧的寧靜狀態，就好似身體終於鬆一口氣、跟靈魂說：「我準備好了，現在由你接手吧！」

兩小時內，雅妲的房間就裝設好病床，上面是最柔軟的床墊，梳妝台上也放了控制疼痛、焦慮，以及其他臨終症狀的藥物與用藥說明書。我清理好雅妲左乳的傷口並以敷料覆蓋，其中的活性炭過濾片可以去除臭味。我問她要不要先使用止痛藥，再讓我們幫助她躺上病床，她同意了。

我們先等待十五分鐘，等雅妲放鬆，也等藥物產生作用，然後查理和我就把雅妲嬌小虛弱的身軀抱離她不知坐了多久的椅子，讓她慢慢躺上病床，再幫她蓋上柔軟的黃色法蘭絨毯子。

我們往後退兩步，看著雅姮數週以來第一次能夠讓自己的病體好好躺下休息，讓床鋪的柔軟擁抱她。我聽到她發出一聲嘆息，雖然閉著雙眼，但臉上漾起猶如置身天堂的甜蜜微笑，她用微弱的音量說：「我想要的，都有了。」

雅姮感到舒服之後，整晚都沒再移動或說話，翌晨日出之前，她往生了。她終於找到她所需要的祥和，讓靈魂可以放下身軀，升騰而去。

時機未到

臨終病人的兒子遠在中國，他透過電話安慰父親：「爸，我快回來了。我愛你。我星期五晚上八點就會看到你。」最終，他等到兒子歸來，完成最後一個「待辦事項」，在九點鐘離開人世。

身為安寧療護人員，我知道在死亡過程中，聽覺是最後消失的知覺，也有越來越多的證據顯示，病人直到死亡為止，都還有聽覺。他們通常因為體力與專注力不足而無法正常說話，卻依然能感知誰在身邊，以及某些生活細節。所以，即便病人似乎毫無反應，或是處於昏迷狀態，我們都鼓勵親友繼續跟臨終病人說話，尤其是說些心裡的話。

我們知道，臨終病人看似沉睡，其實是正準備面對自己離開人世的過程。我們常能看到已經多日無法言語或清醒的病人，突然就加入身邊正在進行的對話，起身（儘管短暫）發言、發問，或與旁人進行有意義的互動。我們教導家屬應持續對病人說話，告知當天的日期，或是誰會來探病之類的資訊，即便病人看似對周遭動靜無感，我們仍鼓勵家屬就當做病人依然聽得到，因為他們確實可以。即便某些家屬認為徒然，但只要有可能幫助病人安詳辭世，就值得去做。

有時，臨終病人只是在等待一件未竟之事的結果，讓他們可以就此為生命劃上句點。曾有一位男性病人比預估的死亡時間多活了好幾天，當時他處於昏迷狀態，已不能再進食與喝水，通常這種情況只能再存活七到十四天。他的器官在數日後就已脫水，但到了第十六天，我們還看不到任何即將往生的徵狀。我跟他的妻子談過之後才瞭解原因所在。

她說兒子住在中國，最快的返國班機還要一天才會抵達，她把電話貼在丈夫耳邊，讓兒子安慰父親：「爸，我快回來了。我愛你。我星期五晚上八點就會看到你。」果不其然，病人在星期五晚上八點仍在人世，他終於等到兒子歸來，完成最後一個「待辦事項」，也為生命劃下句點。他在九點鐘往生。

尊嚴死

第一次與莎拉見面，她就把「死」擺在檯面上討論：「我知道自己就快死了，我想在身體狀況還允許的時候做我喜歡做的事，所以我真的很忙，我想妳只要一個月來兩次就好了。」

我只要一想到莎拉，心情就大好。她是我的偶像：美麗、幽默、務實、聰明、勇敢、博學，還具有某種威嚴。我最喜歡的就是她的威嚴，那是源自於她的正直、果決、毅力，並且就展現在她生命的每一個層面。

我第一次與莎拉在電話上安排居家探訪，就發現並非她要遷就我的時間，而是我得配合她才行。「不行，星期一沒辦法，因為我要去看表演，還要跟幾個朋友吃午餐。星期二……也不行，我要上運動課。星期三好了，喔！也不行。那天要去逛街買東西。星期四吧！這天可以，不過只有上午可以。」我低頭看看莎拉的個人資料與病歷，她真的同時罹患大腸癌與肺纖維化？她可比我還忙碌呢！

到了星期四，我在莎拉家門口稍候，讓她把兩隻狗先帶進房間，因為其中一隻缺一條腿的㹴犬小巴很怕生；而另一隻雖然體型更小，卻是莎拉口中的「小野獸」，所以我也不特別想跟牠見面。牠們一直與莎拉形影不離，因此莎拉罹病初期就開始規劃狗兒後續的照顧，才能在她離開之後確保狗兒生活無虞。

我才坐下，莎拉就把「死」擺在檯面上討論。「我知道自己就快死了，我想在身體狀況還允許的時候做我喜歡做的事，所以我真的很忙，我想妳只要一個月來兩次就好了。」

莎拉才六十九歲，看上去還更年輕許多。她的風格是低調的時髦，總是穿著打扮得十分美麗。唯一煞風景的是鼻子上的氧氣管，這管子從地板延伸到房子角落正發出低鳴聲的氧氣機。

四年前，癌症奪走莎拉的丈夫，不久之後，她先是被診斷出肺纖維化，她的肺失去彈性，即便不運動的時候，呼吸也很困難，屬於重症，接著她又得到大腸癌確診的消息。知道她的經歷之後，我不禁讚嘆她是哪來的韌性，竟能如此堅持下來。

當病人淡然討論死亡時，我有時也懷疑那是不是否定現實的心態，但莎拉絕非如此。她說自己已經完整走過了憤怒、否定、妥協、憂傷等種種階段，最後才終於找到接受現實的方式。她列出一張待辦事項清單，包含與久未見面的親友聯繫，還有給每個孫兒寫一封信。

她這樣完全做好與世長辭的準備，甚至也引起子女反彈，女兒愛咪和兒子安傑洛都不喜歡她明擺著要「趕快了結」的態度。莎拉受過多年的神學教育，篤信宗教，曾幫助癌末的丈夫安詳辭世，對於死亡過程，以及死後必須面對的事，她都無所畏懼。不過，她倒是希望盡所能讓身邊的人做好準備。

幾個月後，癌症開始讓莎拉的身體不堪負荷，也被迫減少活動，她與安寧療護人員安排了幾次會面，讓我們為她的兒女解惑。莎拉以一貫的直率態度引導大家進行討論，提出一些她認為必要的問題。「好，請說明我死後必須立刻採取的行動，他們該打電話給誰，還有該怎麼分辨我是不是真的死了。」莎拉不只一次告訴我，她最擔心的就是她往生當下無人能協助兒女，她不願讓兒女獨自面對此事。

莎拉自己已經準備好，也幫身邊的人都做好準備，任何細節都沒放過。時間又過了幾個月，她的死亡進程像是進入停滯期，但她並不開心。當她逐漸無法自己打理生活，便搬去與女兒愛咪同住。兒子安傑洛常去探望，每次一進屋就開玩笑說：「呦！妳還在呢！」莎拉便皺起眉頭。

莎拉的身體越來越虛弱，她也接受了必須依賴女兒的事實，交由愛咪照顧她多數的需求。愛咪一肩擔負起照顧者的責任，我從未見過像她這樣有能力、耐心、愛心的照顧者，每日悉心幫忙母親的個人衛生與用藥，培養出非常敏銳的護理直覺，甚至連她自己都感到意外。當病人必須依賴他人的協助，幾乎都會感到不安，莎拉卻處之泰然。

多數人都會尷尬的事，例如必須被看到自己裸身、讓他人提供貼身照料，或是簡單的動作也得仰賴他人，莎拉只是聳個肩說：「該怎麼做就怎麼做吧！」有一次，莎拉不慎在下床的時候跌倒，她唯一不高興的是沒有弄出個烏青眼圈可以拿來說嘴，不過，她的臉頰在幾天後的確出現一小塊淤血，她攬鏡自照還很得意似的。

莎拉與家人都已經為她的善終做好萬全準備，但什麼也沒發生。她比預後推估多活了一年以上，她開始對病體感到不耐，想要拋棄它了。某次家訪的時候，她要求加速這個過程。我趕緊說明安寧療護不會、也不可以加速死亡，但也表示確實有某些病人自行停止飲食，以求早些離世，只是這聽來容易，做來難。莎拉問我這需要多久的時間，我說一般是十二天左右。莎拉當下就推開愛咪放在一邊的水杯，決定即刻停止飲食。

當時的我只見過少數安寧病人訴諸此途，但無一人成功。病人必須有超強的毅力與決心，才能抗拒食物與水，即便心理上想堅持，但身體通常較為軟弱，飢餓之際聞到食物的味道，或是極度口乾舌燥的時候，意志力很快就會瓦解。而莎拉卻展現她一貫的強韌，堅守她亟欲歸去的信念。

然而，人體在缺乏食物與水的情況下，自有其因應之道。曾經節食的人都知道，最初三天最難熬，之後身體就開始製造腦內啡，不僅能解除飢餓的痛苦，還能讓身體感到安適與愉悅，因而讓節食者自覺輕盈，情緒上也能穩定與滿足。這就是莎拉在七十二小時之後的狀態，然後她才終於等到了期盼中的死亡進程。

絕食第八天，莎拉陷入昏迷，出現即將往生的跡象。我前一天來探訪時，判斷她無法撐過當晚，不料隔晨與護理佐理員夏儂抵達愛咪家時，見她仍在呼吸。夏儂是來幫莎拉洗澡的，我們知道莎拉對儀容有高尚與特殊的品味，所以愛咪、夏儂與我開始幫莎拉洗澡、梳妝、著衣，準備送她最後一程。向來負責搞笑的安傑洛則陪在簾子外面，說著一個又一個關於莎拉的趣事或感人的故事。

我們幫她洗好澡、擦乳液、梳頭髮、穿上她最喜歡的睡袍。幾分鐘後，莎拉的狀況開始急遽轉變，呼吸越來越淺，間隔也逐漸拉長，膚色變得非常蒼白，手腳也漸趨冰冷。安傑洛與愛咪一左一右握住她的手，夏儂和我站在床尾，我們默默將愛的能量傳遞給莎拉，與她做最後的道別，目送她慢慢走向她渴望以久的地方。就像凝視燭火漸次微弱，終於無聲熄滅。

我們不曾在莎拉身上看到恐懼、哀傷、懊悔，或忿恨。莎拉以她溫和卻執著的方式，讓我們見證何謂尊嚴死。

附帶一提：莎拉在罹病後期搬入愛咪家時，便決定讓「小野獸」安樂死，因為牠的脾氣實在太壞，不可能適應新的人家。至於缺腿的小巴則是送給住在一小時車程之外的表妹。安傑洛與愛咪後來聽莎拉的表妹說，就在莎拉善終那一刻，小巴開始不停哭號，即便距離遙遠，小巴仍感應到親愛的主人離牠而去。

爸爸，我回來了

是聽到兒子即將到來的消息吧！
喬治在停止心跳一分鐘後，又開始呼吸，
等兒子依約到達後，才與全家人共同劃下他們需要的句點。

喬治數日以來都處於瀕死狀態。瀕死者的身體會出現許多變化，臨終照顧的專業人員，或是曾經見證死亡過程的人，都可以輕易分辨。在比例很小的案例中，病人就在睡眠中善終，這種毫不費力的狀況被視為天賜的福氣。

不過，多數的死亡過程都有固定的發展階段，讓身邊的人可以準備接受即將到來的狀況。就像生命誕生的分娩過程一樣，放手的時候也得使力，所以有人將安寧療護人員稱為「靈魂的助產師」。如同生產時的陣痛，死亡也有一個停停走走、推推拉拉、開開關關的過程。其中某些徵狀是共通的，某些不是；有些人需要數週或數月才能走完的過程，其他人或許幾小時就走完了。

最常見、也是旁人最容易分辨的，就是臨終者與過去的生命事件、興趣、親友之間的距離。病人的注意力從外在環境轉移到內心世界，也就是準備善終之前發生的重大變化之處，包含病人對吃喝失去興趣，或許是「身體的智慧」正告訴病人毋須再進食，如果繼續進食反而讓死亡過程增添困難。病人在白天與黑夜幾乎都處於睡眠狀態，或只是闔上眼睛的休息狀態。某些病人曾在這段經歷之後有機會形容，他們正在回顧人生、放下生命，以及準備迎接死亡。

隨著體力的消逝，病人控制排泄、吞嚥、清醒說話的能力，也都大幅降低或完全喪失。因為身體試圖取回已經無法維持的平衡，生命徵象因而起起伏伏，最後呈現血壓逐漸降低、脈搏逐漸加快的趨勢。身體（尤其是手腳）的溫度與顏色出現變化，由暖變冷、從粉紅變灰黑，然後又變回來，過程可能會持續數小時。隨著身體與死亡的拔河逐漸敗退，肺部試圖以節能速率運作，初期淺、慢的呼吸可能變成快速喘氣，或是有呼吸暫停的現象。

我想再次強調，即便生命徵象飄忽不定，臨終病人的聽覺依然存在，因此也鼓勵身旁親友記得這一點，並盡量幫助病人安心結束生命。

喬治的死亡進程已經接近終點，過去數週、數日，尤其是數小時，一切應有的跡象與癥狀都已出現。我們可以判斷他的身體已經無法再運作太久。

我與安養中心的護理師德瑞莎一起走進喬治的房間。所有的瀕死徵兆都已經出現，包含呼吸暫停，這表示死亡已是必然結局。德瑞莎和我為喬治調整臥姿、理一理床單，讓他更舒服些。幫他翻身的時候，發現呼吸已經完全終止，接下來整整一分鐘，我測量是否還有脈搏，結果全無。

此時另一位護理師蘿拉也進到房間，我們還未表示喬治已經往生，蘿拉先大聲說：「我剛剛看到喬治的太太露意絲從走廊上過來了，她兒子打電話來說他五點半會到這裡。」

這時，令我們感到神奇與意外的是，依然無意識的喬治抽動了兩下，又開始呼吸了。於是露意絲可以陪在丈夫身邊，一直等到兒子依約抵達。在家人陪伴之下，喬治在七點半往生。

顯然是他選擇再回來，讓他、妻子和兒子，共同劃下他們需要的句點。

最後一個願望

威廉是位獨居又脾氣暴躁的老光棍，
唯一能讓他語氣流露出一絲溫柔的話題就是釣魚。
在罹癌後，他最希望的就是能再去釣一次魚。
可惜在與兄弟約定出發的那天凌晨，他就不幸過世了。

安寧療護人員都經常觀察到一個現象：許多病人都會希望在他們離開人世之前，完成最後一個目標或里程碑。某些人可能必須跟親友再過一次聖誕節，或是再做一次自己最喜歡的活動。某些人可能想鼓起勇氣做一次過去不敢做的事，或是再過一次結婚紀念日或家人的生日。有時家人在自己的生日往生，我便試圖讓當事人瞭解這是一種福氣，就像是父親或母親特別挑選了這個原本就很特殊的日子離開。

威廉實在是個脾氣暴躁的老光棍，七十四年以來大多獨居，也不習慣接受他人「建議」，或是他說的「命令」，任何人都別想！肝癌確診後，他拒絕任何治療，極力避開想要幫助他的醫護人員，無論我如何抗議，他都不可理喻的堅持他不在乎自己是否活下去，還說：「大概也沒有任何人在乎。」只要家訪期間沒有被他怒視或吼叫，我就很高興了。聽來有些可悲，但想要對他表達關懷，確實是不容易的任務。

唯一能讓他眼睛發亮、語氣透露一絲溫柔的話題，就是釣魚。他自小熱愛釣魚，直到罹癌之前都十分熱衷這項個人運動。他說：「只要再去釣一次魚，我就死而無憾了。」但這做起來可不如說的容易，威廉的身體已經非常虛弱，光是在狹小的家裡活動，就曾跌倒過好幾次了。

威廉有三個兄弟，彼此的關係早已隨著時間逐漸疏遠。他指定其中一位為他的醫療代理人，我獲得授權，可以與這位兄弟討論威廉的治療狀況與預後，後來我也與對方提到威廉想去釣魚的願望。令威廉意外的是，三位兄弟挑好了日期與地點，打電話邀請威廉跟他們一起去釣魚。雖然威廉一直拒絕，接下來幾週卻開始準備釣餌與釣具，甚至還時常微笑呢！

我為威廉的釣魚之旅列了一張必要物品清單，包含藥物、輪椅，以及因應他近來失禁問題的尿布。我還列上釣魚地點附近一所安寧病房的聯絡人電話，以防萬一。我補足了他的藥罐，並說明虛弱的威廉需要哪些幫助，兄弟們都聚精會神的聆聽，希望確保威廉的旅途安全、愉快。出發前兩天，我把所有的細節都交代完畢。

重要的日子來臨，兄弟們天剛破曉就抵達，準備接威廉去釣魚，所有的釣魚裝備都已經打包好放在門邊，獨缺威廉，因為他在天亮前就過世了。

我到現在都認為，光是想著即將跟兄弟們去釣魚，就已經讓威廉得到他需要的句點。我也想，是否在「彼岸」有更棒的釣魚之旅等著威廉呢？

安寧療護一〇一

在家人眼中個性外向親切的彼得，卻總是對前來家訪的護理師表現出拒絕溝通的態度。後來我們才知道，原來他以為護理師會在不知哪次探訪時，施用藥物結束他的生命。

每當有首次加入安寧療護計畫的病人與家屬時，我自己設定的第一個任務，就是確定他們能正確瞭解安寧療護服務的理念與宗旨。某些人的理解與現實的出入之大，常教我驚訝不已，所以我認為有必要釐清所有的誤解。我常聽人說：「安寧療護就是幫你結束生命。」事實上並非如此，我總以溫和的語氣糾正他們：「安寧療護不是幫助你結束生命，而是在你的生命結束之前，幫助你活得好一點。」我的工作的是提高生命品質，而非加速死亡。

另外也必須讓他們瞭解健保或其他保險可以提供臨終病人哪些服務，以免在這種已經萬分傷痛與辛苦的時期，還要耗費心力處理惱人瑣事。例如，如果病人決定回到醫院做積極治療，必須先放棄安寧療護給付，否則將產生高額醫療費用。病人當然有權放棄安寧療護給付，也不需做任何說明，就可以再次接受治癒性或實驗性的醫療。但切勿忘記必須先通過必要程序，才能符合法規。

我才剛向一組新來的家屬解釋上述一切，也已經誦讀病患權利條款與個人隱私保護法，他們全程不斷點頭同意並面帶微笑。病人是比利，已罹患慢性阻塞性肺病多年。比利與家人都很清楚他已經毫無生活品質可言，他想讓生命結束，家人也不願再看到他臥病在床的痛苦，或承受呼吸困難的焦慮。

我自認已經完整說明安寧療護與相關原則，所以問他們是否還有問題。比利的孩子們似乎都等著是否有人發話，這時一位女兒問道：「所以，我們選好日期與時間之後，妳就會來幫助爸爸往生，是吧？」我簡直嚇呆了，儘管我那樣詳盡說明，她還是以為這是安樂死。天啊！我還是再重新說明一次吧！

另一位護理師也有類似的經驗。她已經連續幾週探視她的病人彼得，雖然家屬都說彼得沒有沮喪或焦慮的現象，但護理師在探訪卻覺不然。每次進行身體檢查，或是她試圖與彼得談話，彼得都不願直視她的眼睛，只以「是」或「不是」回答她的詢問，從不談他的感覺，不多做回答，更遑論實質的對話。他的肢體語言一直是內縮的，也完全封閉自己，不願與護理師溝通。這只是個性使然嗎？但根據家屬的說法，並不是。

我們的工作人員總是盡量與病人同步，包含他們對病情的瞭解與接受度。有些人能夠正面迎戰病魔，有些人會持續否認末期疾病的診斷，有些人則介於這兩者之間。

此外，我們也總是接受病人本身的個性。一生都是獨行俠的病人在臨終期間大多仍是其性不改；個性一直是冷靜、理智的人，直到最後一口氣也大致不變。我們常說：「怎麼活，怎麼死。」這個道理似乎也都沒錯。我們不會到生命終了的階段才改變個性，事實上在這個階段更會如實展現自我。

因為家屬都說彼得個性外向、親切，所以護理師認為一定有某些因素造成彼得無法在她面前放鬆。

第四次家訪的時候，護理師坐下來說：「彼得，我每次來，你都好像在生我的氣，甚至害怕我。我想幫助你，但你必須能好好跟我說話。是我做了什麼，才造成你這樣的反應嗎？」

彼得靜默許久之後，直視護理師說：「因為我不知道你哪天會採取行動。」

護理師很困惑：「採取什麼行動？」

他開始啜泣，說：「我不知道你哪天會給我吃藥。」護理師依然很困惑，試圖理解彼得的意思，不一會，她才恍然大悟。彼得以為護理師會在不知哪次探訪的時候，施用藥物結束他的生命。

護理師溫柔、詳盡的澄清絕無此事，然後重新說明安寧療護服務。彼得這才敞開心胸，從此又是親友所熟知與摯愛的親切老者。這些誤會的例子告誡我，任何事都不可視之為理所當然，必須時時評估接受安寧療護服務者的認知是否正確。

水蟲的故事

死亡，就是到另一個世界繼續生活。
猶如原本生活在水中的蜻蜓幼蟲，
及至長大終會展翅飛出水面，迎向藍天，探索全新的世界。
而且，每一隻水蟲終有一天也都會踏上同樣美好的旅途。

這個故事以美好的方式比喻臨終與死亡的體驗，經常被拿來在喪禮上朗讀，或是說給孩子聽，幫助他們以圖像化、理智的方式去理解死亡。故事來源已經失傳，以下是我的轉述：

很久很久以前，池塘深處住著一隻水蟲，還有牠許許多多的同伴。池塘供應了一切所需，水中植物可供食用或藏身，池底的石頭可以讓牠們悠游環繞，不時的雨水灌注更使池水常保清新，水蟲們無不快樂滿足。牠們從深處朝上往池面望去，多數時候都能看到亮光閃耀。

水蟲必須在水裡才能呼吸，但當牠們往上貼近池面時，卻也能感受到溫暖與舒適。牠們因為水面的光芒閃爍而視線不清，但偶而也能分辨水面之外的動靜，有些什麼東西在微風中飄搖，或飛越而過。

有一天，這隻水蟲棲息在蘆葦上，卻突發好奇心，順著蘆葦往上爬，牠越爬越高，就在一瞬之間，牠冒出了池面，雖然精疲力盡，卻仍繼續爬到蘆葦的最高處。牠感覺背上曬到暖暖的陽光，就這麼沉沉睡去，睡了三天。

水蟲醒來的時候，感到精神爽朗。牠四處眺望，讚嘆池面之上竟如此美麗！樹木林立，繁花錦簇，天空湛藍，太陽閃耀如天際一枚金盤，牠看到形形色色的鳥兒與昆蟲在空中飛翔，時而翻滾，時而俯衝。牠往身後看，發現自己也變得不一樣了，身形修長，還生出一對綠寶石色澤的翅膀，牠變成蜻蜓了！牠試著拍拍翅膀，不一會就騰空而起，加入飛翔的隊伍。

經過一段時間，牠又回到方才的蘆葦上休息，想起池裡的家人與朋友，還有過往的水中生活。牠想念親友，渴望能告訴牠們關於自己的旅行與水面之上的新生活。牠知道自己變了，不再是水蟲，而是蜻蜓，牠與親友不再說著同樣的語言。

有那麼一會兒，牠感到悲傷，然後牠抬頭看看天空，以及等待牠探索的新世界，於是牠展翅飛翔。牠知道，每一隻水蟲有一天都會踏上同樣美好的旅途。

〔第二部〕

道別的方式

時光是我的好友，賜予我兒女，賜予我美酒。
也告訴我什麼該拿走，什麼該留下。

|美國歌手・約翰丹佛（John Denver）|

我們一生中不知說過多少次「再見」、「別了」、「我會想念你」，但與親友做永遠的道別卻如此之難，如此深刻觸動情腸。當我們意識到此人離去之後將留下多大的空白，更覺語塞。儘管如此，道別卻是必要的，即將離去的人有時甚至渴望聽見道別。

我們從一出生後就開始朝死亡前進，也知道自己最終難逃一死。做為子女，我們知道有一天會失去父母；做為伴侶，也時而想著是誰會留下誰而先走一步。找到一個對彼此而言都可以接受與領會的道別方式，其實是如指紋一般獨一無二的代表個人，也如空氣一般是極其必要的。至此，我們無需苦思，只要傾聽自己的心聲，就能找到最好的道別方式。

某些狀況下的道別，也可能發生在親友善終之後。一位朋友告訴我，失去父親讓他傷心不已，直到某一日，他為了紀念父親而種下一棵樹的時候，天邊出現一道彩虹。一位病人的妻子向我訴說失去丈夫的痛苦無法停歇，直到有一天，丈夫生前寫的一封信，在寄丟了兩年之後，終於出現在她的信箱。另一位朋友傑若米在母親往生時，看見窗櫺上棲息了一隻紅雀，現在只要看到紅雀意外出現在眼前，就能感應到他與母親之間的愛。

這些人失去摯愛，不是因為他們所愛之人想離開，只是因為死亡來臨了，但他們都能找到一個意義深長、屬於自己的道別方式。後續章節所描述的就是這樣的故事。

小天使

珍妮這個小天使雖然只在世上停留短短兩週，
但她的價值卻如一個完整的人生，
每個有幸認識她的人，
都因而更加懂得愛、接納，與放下。

我們都不願拋下兒女或孫兒女而離開，如果他們年紀還小，就更令人不捨。我們常害怕兒孫會忘記我們，或擔心他們稚嫩的心靈無法承受離別。我們掛慮在自己離開之後，是否會有人如我們一般繼續疼愛孩子，同時卻又害怕自己被取而代之。

安寧療護人員也同樣照顧臨終病人身邊的幼童。社工師會依據個案提供指導，其他如護理師、護理佐理師、神職人員，有時還包含義工，都會一起設法引導孩子安然度過親友的臨終階段，以及最後的死亡。安寧療護服務也有專職的哀傷輔導師在一旁待命，需要的時候便可出面協助家屬，尤其是年幼的孩子，幫助他們面對死亡發生之後的時刻。此外也有許多專為幼童撰寫的書籍，用簡單的語言讓他們可以學習並理解生命的無常，與必然的終點。病人若知道家族中的孩子已經做好心理準備，也才能更安心度過最後幾日或幾週的生命。

不論病人是幼童的父母、祖父母，或家族友人，我們可以鼓勵孩子以他們感到自在的方式幫忙照顧病人。許多孩童面對疾病都會感到不安，也許因此只能畫圖送給臨終病人。有些孩子可以跟生病的父親一起躺在床上看電視，有些孩子也許只能從門口給爸爸送飛吻，或是在紙條上面畫圈圈或叉叉送給爸爸。在我們為摯愛之人送終的過程中，不論孩子能貢獻到什麼程度，不論再怎麼微小的動作，都應該給予稱讚，往後在他們的人生中，必將再度面對親友死亡，屆時他們才能更有心理準備、更有自信可以承受。

珍妮在媽媽肚子裡第六個月時，爸媽就知道她有多重先天缺陷：三染色體18症，又稱愛德華氏症。這樣的嬰兒將是無腦畸形或小頭畸形，意思是腦部闕如或發育不良，通常有多指畸形，沒有視力，大多也沒有聽力，罹患先天性心臟病，常有顱縫，也就是不閉合的顱骨縫隙。醫師告訴珍妮的父母，胎兒恐怕無法撐到足月，他們可以考慮終止懷孕，因為即便足月，也可能生下死胎。

珍妮的父母並非第一次有孩子，他們已經有兩個女兒，分別是兩歲與四歲。他們深信，上帝賜給他們一個這樣的孩子，必定是認為他們有能力面對，所以決定留下胎兒，只是，與前兩胎不同的是，他們還做了其他準備。

珍妮的父母請一位牧師幫忙，他同意不論是白天或黑夜，都會到產房待命，如果珍妮撐不過分娩過程，牧師便會在珍妮一出世就給她祝福，並讓她受洗。珍妮的父母也用簡單的語言告訴兩個姊姊：雖然她們會有個妹妹，但妹妹不會待太久，因為上帝要妹妹去天堂接受祂的照顧，雖然上帝也很愛她們，但希望她們能繼續留在人間愛父母、愛這個世界。有一天上帝也會召喚她們，那時她們就將與珍妮重逢。

當珍妮的母親懷孕時，兩個小姊姊都常提到珍妮。「等珍妮回到天堂……」、「珍妮是暫時借給我們的，要還給……」。我相信這兩個小姊姊必定能自然的接受珍妮離開，因為她們早就瞭解珍妮沒辦法待太久。

當然，父母的功課就辛苦許多，雖然他們都已知道，一旦珍妮離開媽媽的身體，依她的狀況恐怕無法存活，但他們還是很傷心，只能設法堅強面對珍妮的出生，並盡可能做好準備。

珍妮最後是個足月寶寶。經過九個月，幾乎一天不差，父母帶著她進產房，一旁還有他們「預約」的牧師相陪。雖然珍妮的先天缺陷確實如醫師預判一樣嚴重，但她撐過了懷胎、生產、產房受洗的過程，也撐過了加護病房的三天。之前並沒有人告訴珍妮的父母該怎麼迎接她回家，因為醫護人員都認為不可能發生，但確實發生了。

珍妮到家的第一天，我也前去進行第一次安寧療護家訪。她的基因缺陷確實有明顯表徵，腦部發育不全，沒有填滿頭部的空間，因此頭部過小，呈現扁平狀態。她的顱骨就像缺塊的拼圖，我們抱起她的時候，頭部必須有防護措施。她的眼眶非常小，小眼珠一動不動，不會追蹤移動的物體。她對聲音沒有反應，顯然沒有聽力，四肢也都有多出來的手指與腳趾。

儘管她是不一樣的孩子，依然有她獨特的美。每次我抱她，好讓她的父母稍事休息時，都能感受到這嬌小的孩子是上帝恩賜的禮物。

雖然珍妮的父母希望盡量多陪伴她，但在她存活的兩週當中，對父母卻是辛苦的掙扎。他們很少睡覺，幾乎都擁著珍妮，就怕這珍貴的小生命隨時要離開他們。最後珍妮是安睡在父母之間，在深夜時分悄悄離開了人世。

這個小天使只停留了短暫的時間，但她的價值卻如一個完整的人生，每個有幸認識她的人都因而更加懂得愛、接納，與放下。

從我的眼界消失

生命猶如一艘船。
「死亡」雖然代表駛離此生的碼頭，
卻也同時開往下一站的彼岸。
那是到另一個世界的旅程，象徵生命船隻在另一階段的停泊。

我佇立於海岸，身旁的帆船迎向晨風揚起白帆，朝向湛藍的海洋航行而去，那是一艘美麗的小船，蘊滿力量。

我長久凝望，直到它成為海天交界朦朧處的一抹白。此時身旁有人說：「看！它走了！」

「那它到哪兒去了呢？」我問。

其實它只是從我的眼界消失，但帆船依然存在，它的船桅與船體都一如從我身邊發航時一般，載負著生命的能量，航向命運的港灣。

它只是在我的視野裡逐漸變小，本尊卻無改變。當我身旁的人喊道：「看！它走了！」另一端的人卻見到它迎面而來，正準備歡呼：「看！它來了！」

這就是死亡。

——無名作者[1]

1　譯註：這是美國詩人范大克（Henry Van Dyke，1852-1933）的作品。

愛的模樣

高齡九十四的路易，長期接受安寧療護。多次似要撒手人寰，卻又突然起死回生。在一次昏迷數日後，突然張開眼睛微笑，把食指壓在嘴上說：「噓……！聽到了嗎？上帝在說話呢！」

路易高齡九十四，長期接受安寧療護，他的妻子萊絲麗兩年前已經在安寧病房善終，當時我就是她的護理師，因此與路易及四位兒女都非常熟識。

路易的身體狀況逐漸衰退，但除了高齡之外，並未發現他罹患任何疾病。他只是更虛弱，對過去喜愛的事物也失去興趣，每每出現急遽衰竭的狀況，似乎就要撒手人寰，卻又突然起死回生，讓家人、照顧他八年的看護，以及安寧療護人員都大感驚訝。

這個現象在十八個月之內不斷重複上演，上次家訪才看到他毫無反應，顯然已接近善終，下次看到他時，卻見他眼神閃亮的說：「醫生，妳好啊！」。路易總是喚我為「醫生」。

最後，路易終於出現生命衰竭現象。他的兒女當中，只有羅尼住在附近，駱伊德、藍斯，以及蘿蘭都住在國外。先前多次以為路易就要離開，他們都緊急回國陪在他身邊，所以這次便有些懷疑是否真是最後一次。我相信大家都想到「狼來了」的故事，但路易的兒女依然再次回國，倘若這真是最後一次，他們都不想錯過與父親道別的機會。

路易已經昏迷數日，期間並無攝取養分或水，也沒有睜眼或說話。我們幫他翻身、洗澡、穿衣、換尿片，都沒有發現任何他仍有意識的跡象。不過，他卻在星期二張開眼睛微笑，把食指壓在嘴上說：「噓……！聽到了嗎？上帝在說話呢！」我很希望我聽到了，但沒有，只是趕緊請他的兒女們進房間看看轉醒的父親。這又是虛驚一場嗎？從所有跡象看來，我認為不是，所以我等在一旁。

路易看看四周，然後示意要羅尼上前，羅尼便走到床邊，握住父親的手。路易握緊羅尼的手，整整五分鐘，視線不離開羅尼，也不說話，只是微笑與輕輕點頭，最後他說：「謝謝你。」

路易的視線越過我，用他虛弱、顫抖的聲音說：「現在我要那個。」他指的是蘿蘭。路易牽起蘿蘭的手，同樣只是深深凝視她，就像他希望記住每個細節，然後他點頭、微笑，再次說道：「謝謝妳。」才放開她的手。

路易也與駱伊德、藍斯進行一樣的儀式，完成之後，他轉頭對我微笑，說：「好了！」然後他閉上眼睛，再沒睜開過。

飛滿烏鴉的天空

當病況惡化到病人無法再維持他們需要或想要的生命品質時，他們會意識到，與其接受病體的有限生命，不如離去。而家屬也必須接受病人的決定，並讓病人知道家屬將一路給予支持。

我必須承認，起初我心裡很不願意讓羅伯成為我的病人，原因有幾個。

首先，他還相當年輕，才剛剛成為祖父，我認為他與我在人生進程上的相似度可能會影響我的冷靜，因此不適合當他的護理師。

第二，他的案例十分複雜，身上因為胰臟癌而產生不明疼痛，醫院的疼痛中心一直不斷嘗試進行控制。

第三，他的女醫師是出了名的難相處。羅伯的病況複雜，我勢必得與她頻繁互動。羅伯可能還會需要進行腹水引流、靜脈注射、神經阻斷術等緩解性質的治療。

此外，受理羅伯的護理師還透露，家屬對羅伯的病情診斷與不久人世的預後，都是「狀況外」。羅伯的父母不曾直接在他面前提到他的病，如同一隻大象就坐在客廳，卻沒人點出這個事實。羅伯的妻子與成年兒女還不斷談及未來的計畫，常說些不切實際的話，例如「等爸爸身體好一點」。他們並非無知，只是太害怕說到「末期」、「死」等字眼，但其實每個人都想著這些。他們需要許多教學與支持，且必須儘速，因為羅伯的病況已再度惡化。

我帶著忐忑的心情前去家訪，他美麗的妻子艾蜜莉在門口迎接我，並且證實了我的恐懼，她表示羅伯一整晚都為無法控制的症狀所苦，包含噁心、嘔吐、疼痛；此外，因為癌症引發的積水，也使羅伯的腹圍日益擴大。這個案例的難度讓我心情驚懼，而我甚至還沒看到病人呢！

艾蜜莉帶我上樓，把丈夫介紹給我。我立刻就喜歡上這個病人，羅伯就像從小就是你玩伴的鄰家男孩、第一個高中男朋友，以及親兄弟的總和。即便頑疾纏身，他的風度與笑顏仍足以迷倒最凶悍的護理師！我們立刻建立了良好的關係，我非常期待每次的家訪，總是帶新療法去緩解他的痛苦，終能對他有所幫助，他也十分感謝。

他很喜歡我用乳液幫他按摩腿部，他狀況好的時候，我一邊按摩，他一邊跟我說話。我揉捏他腫脹的腿時，他閉上眼睛，談到過去在高中擔任足球教練，做過專利發明，還談到他多麼愛他的家人，尤其是兩歲的孫女，他傷感著自己死後，孫女可能不會記得他，但知道她一定備受其他家人疼愛，也十分安心。而且他深信自己一定能從天堂繼續照看孫女，因此感到安慰。

腹部腫脹的問題最後讓羅伯幾乎無法離開臥房，他的狀況急遽惡化，已經到達臨界點。這是安寧療護人員經常觀察到的現象。當病況惡化到病人無法再維持他們需要或想要的生命品質，他們就好似轉動了某個開關一般，從此讓步給疾病了。

這並非不戰而降。他們都已歷經一場奮戰，包含試圖治癒疾病或延長生命的種種治療與手術，最後病人意識到，與其接受病體的有限生命，不如離去。比起臥病在床，該有更好的地方可以去。無論這是基於情緒、心理，或是宗教因素的決定，病人大多進入一個平和狀態，準備面對人生旅程的下一個階段。

看到這種轉變，就好似看到他們原本行駛在壅塞、繁忙的高速公路，終於轉入悠閒的鄉間小道。當病人決定「讓步」，身為家屬不論多麼難過，都必須接受病人的個人決定，並且讓病人知道家屬將一路給予支持。羅伯就是到達這個狀態了。

我能看出羅伯的衰退，全體安寧療護團隊也給我後援，終於讓家屬接受了羅伯的末期診斷。在工作人員的鼓勵之下，羅伯勇敢的召集家人，告訴他們自己的病況已經不堪忍受。他的衰退已無須醫學專業也能明顯判別，過去家屬不願接受的事實亦已清楚在目。現在家屬終於開始準備與他道別，醫師與我也用盡辦法成功控制他的不適症狀，羅伯終於能舒適進入平靜、祥和的狀態。

我知道他時日不多，但沒想到我們才剛做過家訪，看到他雖然虛弱，卻意識清楚的說說笑笑，隔天他就往生了。

當時我正在威斯康辛州，於家族的森林小屋獨自安靜度過週末。返家的車程中，在通往高速公路的荒野小路上，我聽取語音留言，想知道羅伯的週末是否舒適。我聽到同事的聲音說：「羅伯今天往生了。我想或許你在星期一上班前，會希望知道這件事。」

我聞言淚流滿面。當時我正駛過一座小丘，見到約莫兩百隻烏鴉從路面騰空飛起，盤旋成一片墨黑，遮蔽了天空。我把車子停靠在路邊，抬頭觀看這奇偉的景象，接下來五分鐘，我看著烏鴉在空中做舞，注意到車上收音機傳來的歌曲：「當你死了一點點，我會稍稍哭泣……」[1]

其中一隻體型不大不小的烏鴉，似乎是這空中舞蹈的領隊，眾烏鴉都跟隨牠愉悅起舞。我心中狐疑：「是你嗎？羅伯？」我一直望著烏鴉，突然，牠們群聚俯衝，就像張巨大的黑色毯子，幾乎覆蓋在我的車上，然後又集體飛上樹梢。他們像是羅伯給我的臨別禮物，我的心於是輕盈起來。

順帶一提，在美國原住民的傳統中，烏鴉的任務是護送靈魂前往天堂，也負責為黑暗帶來光芒。

1 譯註：作者可能聽錯了，應該是「我會流點淚，因為我死去的只是一點點。」。

信守承諾

當我一身白衣、身後灑滿陽光，出現在失明的俄娜絲坦面前時，或許是她的心「看見」了我。她的眼睛與嘴都張開來，顯然是驚喜混合敬畏的表情，好似見到了天使一般。

在古老詩作裡，「俄娜絲坦」是個歡樂老精靈的名字，我有幸就與她比鄰而居。

我們的新家是一棟維多利亞式的百年老建築，剛搬進去的時候，隔壁鄰居俄娜絲坦已經在此地居住四十多年。雖然她已高齡九十四歲，心臟也不好，還是靠自己獨力維護她的小房子與大院子。

她對陌生人有戒心，經過幾個月，才確認我們一家人對她沒有惡意，甚至也想跟她做朋友。一旦取得她的信任後，她便告訴我為何她先前會有疑慮。原來，她的兒子在二次大戰的戰場上失蹤，之後十年卻經常有人打電話惡作劇，謊稱是她兒子，讓她不堪其擾，也刺痛她的心。這種行為之殘忍令人痛恨，她自然因此對陌生人有所保留。

俄娜絲坦逐漸接近百歲時，開始無法負荷吃重的家務事，雖然鄰居表示願意幫忙，她卻以一貫優雅的態度婉拒，儘管進度緩慢，仍自力操持家務。我們都尊重她希望獨立的意願，但也留心著幫一點小忙。

有一天，她在花圃挖土，不幸挖到一個地下蜂窩，受驚的蜜蜂一湧而上，叮咬她的臉與手臂。她還能爬上門廊階梯，進屋裡打電話求救。但眼睛被叮咬太多次，最後近乎失明，僅能分辨顏色與模糊的形狀。

她因此無法再往室外活動或整理環境，所以我與她另一邊的鄰居便商量好，我負責前院的除草與維護，他負責後院。俄娜絲坦帶著感激接受了協助。

雖然我沒讓俄娜絲坦知道我前去的時間，但每當我在除草或修剪灌木的時候，總能看到她嬌小的身軀從前門出來，對我揮舞手上的錢，我便關掉除草機過去看看她，同時也婉拒她的錢。那段期間我正在上護理學校，所以當俄娜絲坦因為我不收錢而煩惱時，我就說：「為我祈禱，讓我能順利畢業吧！」

她總問：「就這樣？」

我總答：「這樣就很多了！」而我說這話是真心誠意的。

只是她仍然認為這樣還不夠。雖然我從沒親眼看到，但這個視茫茫的老精靈的確曾數度走下門廊階梯，穿越她家和我家的院子，再走上我家前廊階梯，在信箱裡放一包糖果給我的孩子們，還有一張字跡凌亂的謝卡。我常跟她抗議不該給我「酬勞」，她便一臉天真的說：「我不能請妳的小孩吃糖嗎？」

我想她一定跟天堂之間有熱線通聯吧！因為我順利畢業，而且成績優異。家人也從外地過來，準備在星期日下午參加我的畢業典禮。

那天我穿上全新、筆挺的白色護士服，還配戴胸花，我們全家人——我先生、孩子、姊妹、母親——正魚貫上車。我突然說：「我馬上回來！我一定要讓俄娜絲坦看看我的制服，還要謝謝她為我祈禱。」我不知自己為何突然決定在出發前去看她，但很慶幸我去了。

我小跑步到她的門前按電鈴，這才聽到我親愛的鄰居用微弱的聲音呼救：「救命啊！快來救我！」

我跑到房子側邊，發現她躺在地上。原來她從前廊摔下去，倒地不起，身上爬了些螞蟻。因為太陽很大，也可能是受到驚嚇，她全身都汗濕了。我趕緊安撫她，幫她把螞蟻拍掉，並大聲對家人喊：「快叫救護車！」

救護車在兩分鐘內抵達，所幸我熟知俄娜絲坦家的環境，可以找到電話簿通知她女兒，還找到一張藥單，讓醫院可以瞭解她的狀況。我親親她，看著她前往醫院，才回去找家人。畢業典禮一小時後就要舉行，我已經不那麼興奮，甚至有些心慌。我們準時抵達現場，典禮十分美好，只是俄娜絲坦一直佔據我的心思。

但我沒再見過俄娜絲坦，她第二天就因為心臟的併發症狀而往生，享年九十九歲。

我經常想到俄娜絲坦孤單又害怕的躺在院子裡的那天。我一身白衣、胸口別花、身後是閃亮的陽光，當我及時出現在她面前，她會是什麼感覺？雖然她當時已經是法律定義上的失明人士，卻好似擁有另一種視力，或許是她的心「看見」了我，因為我抵達的時候，她的眼睛與嘴都張開來，顯然是驚喜混合敬畏的表情，好似見到了天使一般。我也非常希望這就是她在驚懼時刻認定的景象，因為當時她原本恐慌的表情，在瞬間就平靜了下來。

我想她的家人一定會在喪禮當天去她家看一看，便在前一天傍晚過去剪草並整理庭院。正在處理街邊一塊草皮的時候，我回頭一看，俄娜絲坦的房子閃耀著一片金黃光芒。左邊的我家和右邊的房子都沒有，只有俄娜絲坦家閃著光。

我走到屋前尋找光源，發現是陽光照在對面樓房的玻璃窗片，反射角度恰好將落日餘暉映照在俄娜絲坦的房子正面。太陽持續西沉，光芒僅持續了片刻。我想是俄娜絲坦信守承諾，持續為我祈禱，直到我畢業，她才輝煌謝幕。

至死不渝

當病人所愛之人就在一旁，病人會捨不得離開；
當病人獨處時，心境平和、安靜專注，反而能安心離去。
因此，不妨讓病人既有人陪伴，也有時間獨處，
這樣他們才能選擇自己想要的方式，安詳離開。

瑪格麗特站在門口迎接我前去探訪她的丈夫，她高瘦優雅的身形猶如柳枝，灰色髮絲整潔的束高成髮髻，神似奧黛莉赫本，還有著鄉間女孩的純與美，從外貌與舉止實在無法看出她已年近八十五。她說自己的身體很健康，可以獨力照顧丈夫，但女兒們堅持要幫忙。我很高興她的孩子們如此貼心，如此家人之間就能輪流休息、喘口氣，再重新打起精神，畢竟照顧工作不見得能在短時間內結束。

醫師依據專業知識判斷病患的預後（病情發展的預估狀況與時間），但某些病患可能處於預估範圍的兩個極端，有些人很快就往生，有些則繼續存活許久。

病情拖延一段時間之後，便可能對照顧者產生負面影響。身為醫護人員的我們，對照顧者的關心並不亞於病患。

照顧病患的職責十分多樣，如果病患已不敵疾病的侵蝕，照顧時數也會變長，所以，除非在日間或夜間有他人可以輪班，分攤照顧時數，否則真可說是全年無休的工作。已然臥床難起的病患，若不願被隔離在臥室，可能選擇將病床安置於客廳或其他共用區域，如此當家人用餐或有客人來訪時，病患便能有參與感。於是病患所在的空間就成了臥室兼餐廳病房，必須準備各種照顧病患所需的物件，包含移動式馬桶、備用床單、床上餐桌、藥櫃、成人尿布、備用衣物、助行器或輪椅等等。

照顧工作可能佔據一天當中大部分的時間，包含洗澡、穿衣、不時幫病患調整身體姿勢。病患可能每小時都必須使用床邊的移動式馬桶，或是下床坐輪椅去洗手間。為了避免皮膚生出褥瘡，必須頻繁更換尿布與床單，如果已經有褥瘡，則必須時常更換敷料。此外，準備餐點、飲料、定時服藥，都會加長照顧時間，最後還要給予病患愛與支持。這些照顧責任全部加起來，常導致照顧者疲勞崩潰的問題。

瑪格麗特帶我到後門廊看梅森，他正坐在沙發上。門廊四周都有紗幕圍著，透過紗幕可以看到整個後院的花草樹木，後院四周巧妙安置了幾個餵鳥器，引來幾十隻鳥兒。每到夏天，瑪格麗特與梅森就「住」在這兒，感覺好似在林中露營，晚上睡在沙發床上，可以聽見蟋蟀等生物的聲響交織成一片夜間交響曲。

我只看梅森一眼，就知他已病入膏肓，他的鼻下戴著氧氣管，但呼吸仍很吃力，很可能只剩幾星期、甚至幾天的生命。三個女兒都圍繞在他身邊，幫他整理衣領、親吻他、輕聲細語跟他說話。他的鴿灰色眼珠、魚尾紋和蓬鬆的純白髮絲，讓我聯想到住在北極的小精靈。他對我微笑，平靜說他知道死之將至，也已經做好準備。女兒們流下眼淚，坐在一旁的瑪格麗特拍拍他的背，點頭表示理解。

我發現他們沒有病床，便詢問梅森是否需要，他溫和但堅決的拒絕了。「親愛的，我們不需要，瑪格麗特和我在夏天都睡在這兒，而且我們都是『一起』

睡。」我只告訴他，如果改變主意再通知我。做完家訪之後，我表示週末過後再來看看梅森是否還有其他需求。

我依約在週一早上出現，應門的是女兒凱蒂，她哭得一臉浮腫，紅著眼問我：「妳聽到消息了？」

辦公室並未發通知給我，但我猜想梅森必定往生了，我問：「知道死亡時間嗎？」

凱蒂說：「不知道，我們早上過來的時候才發現『她』走了。」

她？凱蒂看出我的疑惑，說：「是母親，事情發生在昨天晚上。父親躺在她身邊抱著她，我們早上看到的時候，她已經過世了。」

我幾乎無法置信，直到凱蒂告訴我：「母親昨晚要我們坐下來聽她說話，她說：『妳們知道的，如果沒有爸爸，我也沒辦法活，一天都不行。妳們要記得這一點。』」凱蒂說，早上她們把梅森移到另一個房間，好讓葬儀社的人處理瑪格麗特的大體，但她們不知該如何告訴梅森，他鍾愛的妻子已經往生了。我可以看出凱蒂十分苦惱，便自告奮勇，卻也不知自己該如何開口。

梅森躺在椅子上，呼吸依然很吃力，臉色極為蒼白。僅僅是叫醒他、讓他保持幾分鐘的清醒，就已經非常困難，所以我知道他已不久人世。我握住他的手，溫柔的說：「梅森，我得告訴你一件令人傷心的事，瑪格麗特昨天晚上往生了。」

他的表情沒有改變，輕聲說：「我知道，她走的時候，我感覺到了。她正在等我。」

梅森說的話令我深思。不知那是多麼深刻的靈魂相通，讓兩個生命之間的聯繫如此親密，致使其中一人無法獨活。

梅森就這麼平靜的緩步走向生命盡頭，我們不時聽見他輕聲笑著跟瑪格麗特說話：「妳現在在哪？」、「那裡是什麼樣子？」然後他靜默一會兒，顯然正在聽瑪格麗特的回答，最後他說：「我馬上就來。」

他的女兒、女婿們必須去葬儀社安排瑪格麗特的喪禮，也為梅森的喪禮做準備。我表示可以留下來陪伴梅森，直到他們回來。就我們多年來的觀察，某些瀕死病人必需獨自離開，我們常看到家屬在病人就要往生的時候輪流守候在床邊，一人離開就有另一人接手，床邊總是有人，如此連續數日、甚至數週，病人走在世間旅程的末途，一腳在世間，一腳在天堂，就這麼徘徊著。然而，只要床邊的守候出現空檔（家屬也許去洗手、接電話），即便只是極短的時間，病人便利用這個機會悄悄溜走了。

此外，與病人的關係最親密的人，在死亡發生之際，經常並不在場。我以為這是因為兩人之間就像被情感臍帶連結著，當病人所愛之人就在一旁，臍帶的韌性最強，病人因此捨不得離開；當病人獨處時，心境平和、安靜、專注，且離了情感牽絆，反而能安心撒手離去。因此我們常告訴家屬與親友，不妨讓病人既有人陪伴，也有時間獨處，病人才能選擇他們想要的方式，安詳的離開。

因為瑪格麗特是那樣悄然且倉促的辭世，所以我建議家屬，雖然只是暫時離開，最好也先向梅森道別。於是女兒與女婿都一一到床邊擁抱、親吻梅森，向他道別，並且說出彌留者最需要聽到的：「爸爸，我們知道你得走了，沒關係的。」

他們離開不到十五分鐘，梅森就進入潮式呼吸模式，意即每次呼吸之間都有二十到四十秒的間隔，表示即將善終。接下來五分鐘，我在他身邊祈禱他能平靜的離開，而後梅森就走了。我打電話到葬儀社通知凱蒂，她說當電話鈴聲響起時，她就知道了。

兩天後，梅森與瑪格麗特的喪禮同時舉行，兩人並肩入土，就與過去六十五年以來一樣，彼此依偎相伴。

我要到樓上

住在平房的詹姆斯，在臨終前數度表示自己「得去樓上」。困惑不已的我突然靈光一閃：樓上！他的意思是他想去天堂了！他等的是我們同意讓他離開，允許他告辭。於是我握住他的手，輕聲告訴他：「你現在可以去樓上了。」

詹姆斯成為我的病人時，我才入行幾個月。他已經九十二歲，有濃重的愛爾蘭口音，清澈的藍眼睛與雪白的捲髮就好似愛爾蘭傳說中的矮精靈。

我成為他的護理師時，他罹患鬱血性心臟衰竭已久，且臥床不起。照顧者說他經常意識混淆，有焦慮症狀。某次家訪期間，我見他在床上焦急的抽動，最後非常小聲跟我說：「我得去樓上。」

這是照顧者曾告知我的混淆現象之一。我看看他的小平房，溫和的告訴他：「詹姆斯，你家沒有樓上。」

他聞言安靜下來。但下一次家訪時，他又十分堅持的說：「我真的得去樓上。」他是否以為自己在小時候的家？或是其他曾經住過的地方？我摸摸他的前額與手，安撫他：「沒關係，詹姆斯，放輕鬆點。這裡沒有樓上。」詹姆斯已出現瀕死現象，但幾天後依然在世，且變得更加不安。

一天晚上，我躺在床上思考過去所學的緩解性藥物與措施。我相信自己已經採取所有可行方式，但他依然焦躁不安，而且顯然是持續徘徊於彌留狀態。突然靈光一閃，我知道了：樓上！他的意思是他想去天堂了！那晚我幾乎無法入睡，一直想著我還沒做到的就是：允許他告辭！他等的是我們同意讓他離開。

隔天早晨我抵達詹姆斯家，照顧者表示詹姆斯前晚一直躁動不安，雙手往天上伸，甚至企圖下床。我握住他的手，幾分鐘後輕聲告訴他：「詹姆斯，你現在可以去樓上了。」他幾乎立刻就平靜下來，一小時之內，他登上了通往天堂的階梯。

從入行開始，我便不斷聽到病人使用各種比喻，希望旁人知道他們要離開了。

「記得綁好我的行李箱。」

「叫車吧！」

「船已經入港了。」

「我的行李打包好了嗎？」

臨終者準備啟程之際，可能透過類似的比喻傳遞訊息。我想是希望以婉轉的語言讓自己與身邊的人做好心理準備。我們最好能向臨終者表示知悉，這也等於是同意他們離開。

「你的行李已經準備好了。」

「船會等你上去之後才離港。」

「車子已經叫好了。」

或只是說：「我一定會想念你的。」

病人即將善終之前，我都會讓家屬知道病人可能以什麼方式傳達著訊息，他們又該如何回應。他們事後也都會告訴我：「你說得沒錯。」並感謝我讓他們能夠理解並預期親人有這樣的需求。

〔第三部〕溫馨的情感

終究，你獲得的愛，
會與你付出的一樣多。

｜披頭四合唱團｜

我看到家屬能夠相互扶持、一起因應危機，總是深深感動。然而，面對家人處於疾病末期，其壓力之大，很可能破壞了家人之間的善意與努力，在感情赤裸呈現的時期，有時又勾起埋藏許久的傷痛或未解的結，造成家人在應該團結之際，反而產生裂痕。許多因素都可能影響此時所需的團結，有些人會害怕看到或聞到疾病，或是不知如何與將死之人互動，又或是因為不知所措而無法與家人合作，最後只好選擇遠離。

更有些時候，家屬就是不願面對與接受醫師的診斷結果。我不知有多少次在家訪時，聽到家屬（丈夫、妻子，或成年子女）對我說：「噓……！不要讓爸爸（或媽媽）知道妳是安寧療護護理師，也不要提到癌症（或漸凍人症、慢性阻塞性肺病等等病人的狀況）。」我因此處於極不利的狀況。

首先，我身上的證件就寫著「安寧療護註冊護理師」；其次，我出現的目的就是幫助病人度過身體衰竭與善終的過程。即便我同意不說出「死」這個字、不表明我來自安寧療護團隊，但我從不摘下或遮掩身上的證件。此外，很多時候只是家屬一廂情願的選擇否定或逃避，其實病人早已自知時日不多。

當我勉為其難告訴家屬：「好吧！我不會立刻提到癌症或安寧療護。」時，你知道接下來的發展嗎？我走進房間與病人見面，病人抬頭看看我，經常是面帶微笑跟我握手，並說：「妳好，我是芮塔，他們有沒有告訴妳，我得了乳癌，已經快死了？」所以，安寧療護人員最常執行的任務之一，就是把事實攤在陽光下，好讓大家放開原本緊繃的情緒，能夠好好討論事情，並開始做準備。

接下來的故事是關於安寧療護病人與家屬之間的愛，我們得以從旁見證他們深厚的情感，心中也同感喜悅。

狗狗的甜美新家

面對即將到來的死亡，法蘭克林只擔心狗兒若沒了他該怎麼辦。在他走後，我因緣際會將他被送至收容所的毛小孩，託付給同樣愛狗的同事領養。我想，他在天上一定會微笑地看著有了新主人的狗狗。

親切和藹的法蘭克林長年為類風濕性關節炎所苦，又不幸被診斷出大腸癌，但他的妻子患有多發性硬化症，所以儘管法蘭克林自己的身體有狀況，直到妻子過世前，他仍是妻子的主要照顧者。幾年後，他開始接受安寧療護服務。

法蘭克林屬於耶和華見證人教派，對生命與周遭世界的看法都以信仰為基礎。他不僅個性可人，還常能以簡單的道理解讀複雜的問題。他喜歡與訪客討論這世界究竟哪裡出錯了，又該如何以他獨特的簡單道理予以導正。因為病況已不允許他出門，他便透過網路對外聯繫，闡述他務實的觀點。

關於失業與貧困人口的問題，他告訴我：「鄰居們應該伸出援手，彼此分享資源，包括金錢、衣服和鞋子。」

關於政府腐敗，他認為：「只准許誠實之人擔任領導人。應該先測驗他們的道德原則，具有誠信的人才可以治理國家。」

關於戰爭，他說：「如果大家能暫時放下武器，彼此握手，就能好好談一談，把問題解決了。」

我不知道他的名單取自何處，不過有一天他宣布：「我已經發電郵給每一個炸彈客，好言好語勸他們停止生產炸彈，把這些錢用來幫助窮人。」這些建議或許有些傻氣，但這就是他看事情的眼光：極其單純。

法蘭克林在妻子過世後，就住在小姨子和外甥家裡，在身體因癌症而逐漸衰退的兩年期間，都是在小姨子家接受安寧療護。他家裡養了四隻狗：兩隻四歲的比熊犬，分別喚做佛洛伊德與福福，八歲的布魯塞爾格林芬犬是比爾伯，以及十四歲的吉娃娃是灰姑娘。

法蘭克林很疼愛這四隻狗，無論身體多麼不方便，仍喜歡照顧狗兒。因為關節炎，他坐下了就難以起身，走路姿態也蹣跚扭曲，有時就像跳著什麼怪舞。我最鍾愛的回憶之一，就是看到他身穿毛茸茸的白色毛巾布浴袍，以他特異的美妙舞步搖晃到門口，開門讓狗兒出去，或是去幫牠們拿點心。狗兒們也很愛他，老圍繞在他腳邊，或是跟前跟後，他看起來就像是可以吸引狗群的彩衣吹笛人。

面對即將到來的死亡，法蘭克林十分平靜，唯一只擔心狗兒若沒了他該如何是好，時而哭著說：「孩子們（指的是狗兒）怎麼會懂呢？」這是他唯一的遺憾。

法蘭克林善終一個月後，我前往另一位病人家進行探訪，電視正播送日間節目。我拿出聽診器，準備開始工作，一邊聽到主持人介紹來賓，是杜佩奇動物收容所的雪莉，我的耳朵豎直起來，因為我就住在杜佩奇郡，女兒和孫女都在收容所當義工。雪莉表示她帶來幾隻開放領養的寵物，然後螢幕就出現一隻布魯塞爾格林芬犬。那毛茸茸、逗趣的鬍鬚臉，我心想：「跟比爾伯長得一模一樣呢！」

雪莉接著說，狗兒今年八歲，名字是……沒錯！就是比爾伯。我的下巴差點掉下來，心也隨之一沉。法蘭克林視為孩子的愛狗進了收容所。

家訪結束，我走回車上，想到安寧病房的接待人員奧利維亞幾個月前才買了一隻小布魯塞爾格林芬犬，取名瑞克司，她非常疼愛小狗，也有幾個朋友飼養同品種的狗。我先禱告了一下，然後打電話給奧利維亞，告訴她有一隻布魯塞爾格林芬犬非常需要新家，是我們的病人之前養的狗。

我還沒說完，她就說：「我要了！」第二天早上，她和丈夫丹尼斯就去跟比爾伯說這個好消息，把牠帶回家了。我們這才得知，法蘭克林的小姨子留下了灰姑娘，佛洛伊德與福福也進入收容所，一週前已被領養。

如此，法蘭克林的故事終於圓滿。我幫忙他完成未竟之事，想像他正從天上的新家往下看，對著也在新家裡的比爾伯與佛洛依德微笑。

你聽好！

我幾番嘗試對病人包柏的妻子薇薇安，說明她先生的現況，但她都堅決否認事實，立刻把話題轉到園藝、烹飪或旅遊，並依然想像著夫妻倆在春天搭遊輪旅行的情景。只是，除了她之外，其他人都知道包柏已經沒有下一個春天了。

死之將至的病人都希望身邊的人可以做好心理準備，所以親友與家屬若能表示知悉病人的死亡進程，並允准病人放手離開，對病人而言是恰當並有益的作法。家屬可以直率的表達，例如：「你走了以後，我會很想念你。」或是含蓄些（也許因而可以少些痛苦）的方式，例如：「不論發生什麼事，我都會好好的。」無論以什麼表達方式，都必須傳達：「我知道你得走了，沒關係的。」

我很愛聽包柏說故事，他是我們這兒少數參加過一次世界大戰的退伍軍人。他曾多次接受媒體訪問，描述他與同袍的戰場故事，道之不盡似的。只要說起他親身經歷的歐洲戰事，刻滿歲月痕跡的臉龐就立刻充滿生氣，也時而流下眼淚。包柏才華洋溢，是建築師、設計師，也是工匠。他現在的住家就是自己親手所建，讓他與妻子薇薇安能過著優雅舒適的生活。

薇薇安儘管高齡已八十七，仍是令人驚艷的美女，只有好萊塢明星可以比擬。她仍將髮絲染得烏黑，眼線與眉毛紋得齊整，服飾必屬時下潮流，且只穿對比鮮明的黑與白。包柏罹患癌症可嚇壞她了，她採取啦啦隊長的方式面對丈夫的病。當包柏喊累，她就說：「你起來！讓自己忙一點！就會覺得好多了！」包柏喊痛，她就用輕快的音調說：「你起來！讓自己忙一點！就會覺得好多了！」包柏若在她面前談到死亡，她就立刻起身離開現場，推說她有事得馬上處理。

一次家訪期間，包柏說他若讓自己死了，就會辜負薇薇安。他說妻子仍未接受他病況惡化的事實，必定會因為他驟然離世而驚慌失措。事實也確實如此，薇薇安只要看見不喜歡的事物，總能立刻轉頭。我幾番嘗試說明包柏的現況，她都立刻把話題轉到園藝、烹飪或旅遊。她堅決否認事實，即便包柏的健康狀況明顯惡化，她依然想像夫妻倆在春天搭遊輪做長途旅行。但除了她之外，其他人都知道包柏已經沒有下一個春天了。

包柏虛弱得無法下床，甚至無力翻身。有一次我幫他翻身時，他背對我，問道：「薇薇安在這裡嗎？」薇薇安就站在一旁，我告訴包柏：「是。」

山雨欲來，我不作聲等著。

就如當年的英勇戰士又現身，包柏板起了威嚴，喝斥道：「妳聽好！我得走了，很快就得走了，我沒辦法再留下來。」他停頓幾秒，問道：「薇薇安妳聽到了嗎？」

薇薇安雙眼圓睜、雙唇顫抖，她知道已經無處可逃。我輕輕推她到床邊，對她點點頭，鼓勵她回答。

她撫著丈夫的肩膀說：「我聽到了，就照你說的……沒關係。」包柏緊繃的身體瞬間放鬆下來，十分鐘內便已善終。這位優秀的軍人已經讓他的「部隊」做好必要準備了。

現在，我可以看見你了

當我自我介紹時，已被腦部腫瘤壓迫到近乎失明的芮亞要我靠近她一些。她握住我的手，把我拉到面前，伸手摸我的臉，從額頭到下巴。然後她微笑說：「好了！我看完了。」

芮亞的家人總是開誠布公討論所有事情。她六十七歲了，依然熱衷運動，就在幾個月前她仍頻繁跑步健身，每次都跑七哩。然而世事難料，六月間做的乳房X光攝影原本還「乾乾淨淨」，到了九月，她因為右臀疼痛就醫，卻被診斷出罹患乳癌，且已轉移到臀骨與大腦，雖然立刻接受放療與化療，癌細胞卻持續擴散，現在她已經準備面對善終。

從事安寧療護多年的我，見過不少人的光頭，男女皆有，我也逐漸懂得欣賞光頭的美。當一個人髮絲褪盡，你才能從最純淨的角度看到人的本質。我發現，頭顱沒了蓬鬆髮絲的覆蓋，其實尺寸與形狀各異，既相似又各具特色。當病況或療程造成病患在短時間內大量落髮，男士通常較為坦然，女性則比較在意，便會戴假髮、綁時尚鮮豔的頭巾，或是配戴漂亮耳環。但芮亞毫不掩飾，依然美麗無比。

家人得知芮亞的病情之後，立刻團結起來。丈夫為了維持保險給付，白天繼續工作，晚上接手照顧芮亞，她的四位姊妹也幾乎每天前來陪伴。擴散到腦部的癌細胞造成芮亞嚴重暈眩，又因為臀骨的問題而無法行走，我開始照顧她的時候，她已臥床不起。

第一次家訪時，我走進臥房，看到芮亞在床「上」，四位姊妹各抓床單一角，合力讓芮亞騰空，大約浮起了一呎高，五位女士都咯咯輕笑。四位姊妹必定看出我臉上的狐疑，解釋道：「芮亞躺得身體都僵了，而且她想體驗一下往生之後的『漂浮』感，所以我們每天都讓她騰空個幾次。」她們的貼心讓我感動不已。

我不知道的是，芮亞的腦部腫瘤壓迫到視神經，已經減損了百分之九十五的視力。她可以分辨視線範圍內有物體移動，但已經看不清東西了。我上前自我介紹時，她說：「我看不到你，妳過來一點。」她握住我的手，把我拉到面前，然後伸出雙手摸我的臉。她用手指感覺我的臉，從額頭到下巴，一處都沒放過。然後她微笑說：「好了！我看完了。」接著我們才開始進行家訪程序。

之後每次家訪，我都能見到家屬之間的團結與相互扶持，常有人正在做一道費工的燉菜，或是在烘焙香氣撲鼻的甜點。芮亞的食慾不佳，身體狀況不斷走下坡，或稱為「惡質化」（cachexic），無論幫她準備什麼，她都只能吃幾口，但姊妹們還是不斷努力，即便芮亞只是享受食物的香氣，她們都認為值得。此外她們也繼續讓芮亞「漂浮」，芮亞也老是要求我上前讓她「看看」。

芮亞往生那晚，剛好是我值班待命。我前去提供協助，看到家屬都很鎮定，畢竟他們早已開始準備面對親人的善終，而且也知道芮亞必定會記得最後這幾個月的安適與關愛。

我在凌晨五點回到家，恰好是太陽升起的時間，要上床睡覺已經太晚，要出門上班又太早，所以我只是躺著，想到芮亞正踏上新的旅途，希望這次真正的漂浮就與她期待的一樣。當時絕對是清醒的我，突然感覺有人在摸我的臉，那是芮亞的手指最後一次撫過我臉上的每一處，不會錯！

玫瑰吉妮

才四週大的嬰兒，在聽到外婆的名字那一刻，
突然張開眼睛，露出燦爛的笑容。
家屬與我對此都驚嘆不已。
那是小寶貝出世後第一次笑，就在外婆辭世的那一天。

吉妮在六十五歲善終的時候，是個年輕祖母，她有六個子女、十四個孫子女。數十年前，吉妮的一個兒子因為多重先天性畸形，只活到十二歲就在復活節隔天往生。之後每年的這一天，家人都會聚在一起懷念這個早夭的孩子。

這年的復活節，罹癌的吉妮已進入病危狀態，但意識清醒，身邊環繞著家人，包含從加州前來探望的妹妹。吉妮坐在輪椅上，跟大家圍著餐桌說說笑笑，享受美好節日。翌日清晨，也就是復活節隔天，吉妮的狀況惡化，終至往生，就是多年前那孩子離開的日子，也是家人每年必定團聚的日子。

吉妮往生之際，所有的子女、女婿、媳婦都在家中，一個女兒帶四週大的小女嬰來見外婆最後一面，她是年紀最小的孫女。

吉妮往生後不久，我前去提供協助，並對家屬解釋之後的程序。我準備打電話通知相關人士時，請家屬在禮儀師來帶走吉妮之前，不妨珍惜在吉妮身邊的時間。我轉身要走出房間，低頭看到嬰兒車裡的小女嬰，問她母親女嬰叫什麼名字，她說：「她叫玫瑰吉妮。」

當母親說出「吉妮」二字時，小寶貝張開眼睛，笑得燦爛無比，屋裡每個人都看到了。他們說，這是玫瑰吉妮出世後第一次笑。家屬與我都驚嘆不已，就在這一天，聽見外婆名字的這一刻，她首次露出了笑顏。

安寧療護團隊

面對失智，或其他認知能力缺陷，甚至是昏迷的病人，我都鼓勵親友要繼續跟他們說話。我曾多次眼見這類的病人從「迷霧」中清醒，就算只是暫時，也確實能對先前在身邊發生的對話，提出看法或疑問。

我們的安寧療護團隊由四個人組成，各來自不同專業領域，彼此相互協調，為病患與家屬提供服務。本書的故事都是基於我以護理師的經驗與視角寫成。

「護理師」就像醫師的眼睛與耳朵，負責提供病人所需的醫療服務，針對病症給予有效療護，並且在病人走向生命終點的時候，能夠預判並因應任何可能的狀況。其中一項重要任務，就是教導無照顧經驗、且有抗拒心態的家屬如何擔任照顧者，以確保病人能安全用藥，並獲得妥適的居家看護。「社工師」善於溫柔聆聽，能提供專業諮詢，並協調社區服務，以支援家屬的需求。「神職人員」視病人與家屬的宗教屬性，提供精神與信仰上的支持。「護理佐理師」以溫柔的雙手為病人洗澡、更衣、修容，讓病人感到舒適。

這些角色常因現實的需求而交錯。當病人突然說：「我恐懼死亡，因為我已經很多年沒上教堂了。」在病人身邊的或許剛好是護佐，而非神職人員。

當病人說：「如果可以洗個澡，我一定會舒服很多。」在場的或許是護理師，而不是護佐。

又或許，當病人發生疼痛時，在場的可能是社工師或神職人員，而非護理師。所以，團隊成員必須彼此溝通合作，才能提供不間歇的優質服務。

安寧療護團隊還有另一個角色，重要性不亞於四個固定的編制成員，那就是義工。義工的背景十分多元，來自社會各個領域。曾有一位女性律師希望擔任義工，因為她父親曾經接受安寧療護團隊的照顧，她想要有所回饋。另一位是年輕的醫學院學生，她希望在自己成為在醫師、為臨終病患進行診斷與治療之前，先體驗如何面對病人的死亡。還有一位音樂家希望與病人分享自己的音樂天賦，讓他們在僅餘的日子裡體會音樂之美。我們的義工團隊為家屬當保姆、唸書給病人聽、幫無法出門的病人剪頭髮、家屬分身乏術時也幫忙買菜，或是每週跑圖書館幫忙借書。事情不分大小，只要病人或家屬需要就提供服務。義工們只求付出，總是受到病人與家屬的感激與喜愛。

伊莉諾在八十四歲發生幾乎致死的中風，神經科醫師判定病況已無法治療，她因此住進專業安養中心。我第一次走進她房間時，她闔眼躺在床上，臉龐就像毫無表情的面具。我緩步上前，嘗試了幾種方式希望能讓她醒來，但包括我為她翻身檢查皮膚狀況時，伊莉諾都沒睜眼，呼吸韻律也維持一致。之後將近一個月的探訪，雖然伊莉諾沒有回應，我仍跟她說說天氣、菜單，或是我聽說的樂事與趣聞。

如我先前所說，面對失智或其他認知能力缺陷的病人，甚至是昏迷的病人，我都鼓勵親友要當成他們聽得懂一般，繼續跟他們說話。病人即便無法回應，卻不見得聽不懂。我曾多次眼見原本失智或昏迷的病人從「迷霧」中清醒，就算只是暫時，也確實能對先前在身邊發生的對話，提出看法或疑問。

比伊莉諾年輕六歲的妹妹瑪莉露自小失聰，伊莉諾一直守護著她，同時也是她最好的朋友。都不曾結婚生子的倆人一直同住，直到伊莉諾中風。現在瑪莉露也住在同一所養老中心的樓上，只是伊莉諾有全天候的專業看護服務。我看著伊莉諾因為中風而處在閉鎖狀態，也看著她寂寞的妹妹日日守在床邊苦苦央求姊姊快些醒來，不知該更為誰感到哀傷。

慢慢的，慢到我幾乎以為是幻覺，伊莉諾在中風數週後竟開始甦醒。今天翻翻眼皮，隔天抽動手指，然後就是瑪莉露不斷祈禱、終於得見的微笑。起初伊莉諾還無法發話或思考，但一直穩定進步。瑪莉露與我開始跟伊莉諾玩一些可以刺激思考能力的文字遊戲，果不其然，迷霧終於散去。自伊莉諾中風後就沒再見過她的醫師走進房間，聽到我們正利用玩遊戲的方式，幫助伊莉諾恢復語言能力，他對眼前的景象大感意外。醫師進行身體檢查之後，說：「伊莉諾，看來妳已經好多了呢！」伊莉諾豎起大拇指，並指著我的方向，笑說：「那你得怪她！」

伊莉諾的心智大有進步，也恢復開朗個性，但已無法再起身或行走。她的手臂肌肉嚴重無力，肺部與尿道反覆發炎，還經常出現短暫性腦缺血，俗稱小中風，可持續幾秒鐘到幾小時。即便生活起居都必須依賴他人，但她對自己還活著的事實仍心存感激，瑪莉露更是欣喜異常，認為事情的發展猶如神蹟。

安寧療護服務指派了兩位義工給伊莉諾，因為兩姊妹密不可分，其實也等於指派給了瑪莉露。每週二上午，義工凱西都會推著伊莉諾的可後仰式輪椅到安養中心的公共區域，凱西總是帶上烘焙小點，拉幾張桌子過來，歡迎任何路過的人參加即興小派對。沒多久，就有十幾位住民每週固定前來享用點心、參加聚會。另一位義工卡若琳也在週六早上跟進，為大家做一些令人垂涎的點心。伊莉諾與瑪莉露可拉風了！義工如此為她們奔忙，製造社交機會，中風的伊莉諾或瑪莉露才可能有機會認識新朋友，大家時而也舉辦慶生會，或是在耶誕節聚會。這兩位義工成了兩姊妹從未有過的家人。

伊莉諾在這樣的照料下逐漸恢復，最終竟能從安寧療護服務「畢業」了，意即她的身體不再處於惡化狀態，已不符合醫療保險規定的安寧療護標準，她將不再接受我、社工師、神職人員或護佐的照顧。我們依依不捨的與兩姊妹道別。不過，兩位義工出自於善心，依然繼續探訪、付出友情、營造社交氛圍，帶給兩姊妹快樂。

伊莉諾停止接受安寧療護十八個月後，身體狀況出現變化，八十九歲的她開始出現高齡病患常見的衰退現象。雖然義工仍繼續安排每週兩次咖啡與餅乾的茶點聚會，但伊莉諾常只是在一旁的輪椅上睡覺，甚至因太虛弱而無法起床參加。

安寧療護團隊有充分的時間可以協助瑪莉露面對摯愛的姊姊終將離去的事實。凱西在兩個月前調離這個服務區域，但依然以電郵與電話保持聯繫；卡若琳則繼續支援瑪莉露，如時鐘一樣每週準時探訪。

耶誕節之前一個寧靜的冬日，伊莉諾嚥下最後一口氣，當時在她身側的，除了瑪莉露之外，還有誰呢？正是衷心為她付出的義工卡若琳。安寧療護團隊何其有幸，能有這些如天使一般的義工慷慨付出自己的時間。

好多好多……

每次家訪總是準備美食款待我的安娜，是位來自匈牙利的老婆婆。她曾對我說：「我有好多癌細胞。」、「我好痛。」、「我不再有好多時間了。」最後一次見到她時，我謝謝她給我「好多好吃的、好多歡笑、好多愛」。

我相信她離開後，也必定會有好多天使前來迎接她。

舉手叩門之前，我就聞到食物的香氣，味道像是溫暖、豐盛的燉菜。然後我聽到第八住宅區的小公寓內傳來一陣忙碌的聲響，有人正在開門。

出現在面前的老婆婆只到我手肘的高度，穿著家居服與連身圍裙，一手拿攪拌匙，另一手握著馬鈴薯。她的頭巾掩蓋不住髮絲已落盡的事實，皮膚異常蒼白，就像多數癌症病人的模樣。但當她瞬間漾起笑容，臉龐即刻閃耀光芒，嬌小可愛的模樣就像脫水蘋果做的手雕娃娃頭。

安娜說：「請進！我準備了好多吃的。」我前晚就打電話約好家訪時間，所以安娜正等著我。小小的廚房餐桌放好兩套餐具，她只說：「坐吧！」我便坐下。「我知道我們有正事得做，但先吃點東西。」盤子裡盛滿了牛肉燉菜（那是我吃過最美味的牛肉燉菜），一旁是自己烘焙的裸麥麵包，切成厚片。

用餐的時候，我得知安娜來自匈牙利，兒子亨利幾乎每天來探望，九十四歲的她守寡多年，朋友也都走了。她的語氣透露出深深的寂寞。

用餐完畢之後，我幫安娜清理餐桌，一邊惦記當天還有幾趟家訪得完成。我問她對自己的病況有什麼瞭解，她只是聳聳肩說：「我有好多癌細胞。」我們到起居室進行護理檢查，那兒只有一張老舊卻舒適的活動躺椅，安娜坐下後，見我四處找地方坐，便指指角落說：「你就坐我的美國椅吧！」她織了一條紅、白、藍相間的毯子，用來覆蓋床邊的便器，以免被訪客察覺。我笑笑讚美她的巧智，拉過便器坐下，做完了家訪程序。

每次家訪都大致如此，安娜先招待美食，然後她坐躺椅、我坐「美國椅」，進行護理檢查。有一次，安娜眼神哀傷的對我說：「我好痛……。」所以我在醫師指導下調整用藥。沒多久之後，她的情況快速惡化，虛弱到無法自理生活，亨利也搬進來照顧母親。我詢問臥病在床的安娜，是否覺得生命已到終期，她說：「我知道，我不再有好多時間了。」

最後一次家訪時，我輕握安娜的手，撫摸她的臉，謝謝她給我「好多好吃的、好多歡笑、好多愛」。安娜笑著拍拍我的手，她懂得我的玩笑。幾分鐘之後，她離開了，我相信必定有好多天使前來迎接她。

男人間的情義相挺

罹患肺癌的岳父比爾與中風的女婿恰克，彼此相互扶持。在比爾往生之際，恰克說：「比爾到床邊跟我說再見。他說等時間到了，就會回來接我。」數月後，恰克也啓程前往天堂路，與比爾在另一個國度重聚。

恰克從復健中心出來幾個月後，我開始進行家訪。年僅五十二歲的他，與家人度假時發生嚴重中風，即便立刻施行緊急醫療措施與積極復健，也無法逆轉中風造成的傷害。恰克自此只能以鼻胃管灌食、說話含糊不清、無法行走、無法自理生活，再也無法扮演丈夫與父親的角色。最令人傷神的症狀，或許是他的雙手一直高舉過頭，無法自制的不停揮舞。

更教人心疼的是，恰克的心智無傷，他完全知道自己的身體、生活、家庭變成什麼樣子。妻子凱倫無法再工作，必須在家照顧恰克。恰克的照顧工作非常繁瑣，所以凱倫的父母比爾與桑妮亞也搬過來同住，以提供協助。

恰克上下床需要使用霍耶起吊機，上下樓需要階梯座椅升降機，為了保護他的皮膚，得有特殊床墊，此外還有藥物、電動輪椅、尿布、導尿管、餵食管等因應恰克所需的裝備。凱倫深感不堪負荷，先前在醫院與復健中心的醫療費用又造成財務狀況吃緊，已無法負擔專業看顧或護士。他們有兩個已經成人的女兒，一個正在另一州念大學，另一個已婚，也居住在另一州，有自己的家庭必須照顧，因此凱倫與恰克的後援十分有限。

照顧工作從清晨五點就開始，凱倫起床幫恰克洗澡、穿衣，之後比爾與桑妮亞過來幫忙操作霍耶起吊機，讓恰克下床，再用階梯座椅升降機下樓，然後乘坐電動輪椅到廚房吃早餐。他們把藥物搗碎，開啟導管餵食，便坐下來跟恰克一起吃早餐，就像這只是個平凡的日子、尋常的早餐。他們一樣說笑、朗讀早報新聞、討論當天行程，說話之間總會帶到恰克。他們已漸漸能聽懂恰克發出的聲音是什麼意思，有時在他還沒發話之前就已知道他的需求。

他們堅強的操持，努力讓日常生活照舊進行，不使恰克覺得自己是家人的負擔，而是家中不可缺的一份子。凱倫購買了二手的殘障專用廂型車，雖然恰克上車是個大工程，但家人出門總算能帶恰克同行。恰克很快樂，至少是在有限的狀況之下感到快樂，因為家人如此關愛與照顧，他或許比過往更快樂。

這場變故也讓恰克與岳父反而更加親近，即便不是比爾「值班」，也能看到他陪恰克看電視轉播足球賽、唸書給恰克聽，或是在好天氣時推輪椅帶恰克到附近走走。只要比爾一出現，恰克就露出開心的神情。多半時候，比爾總是在一旁說話給恰克聽，但即便兩人不說話，也能感覺到他們之間的深厚默契。

恰克的照顧工作就像運作順暢的機具一般，持續了幾個月，奈何禍不單行，比爾被診斷出肺癌，病情快速惡化，只剩下三個月的生命。於是我在同一個家庭有兩位安寧療護病人，這種狀況並不多見，對家屬而言，短時間內即將失去兩個家庭成員，等於是加倍的哀傷。

恰克的照顧工作自然受到不小的衝擊，之前每個人都擔負同等重要的職責，才能維持照顧計畫的運作。現在凱倫與桑妮亞勇敢面對挑戰，她們的有條不紊與勤勉讓人讚嘆，在安寧療護團隊的協助之下，她們開始同時照顧恰克與比爾。

比爾確診後幾週，便已無法負擔女婿的照顧工作，不過，每當凱倫與桑妮亞完成恰克的照顧工作，讓恰克休息時，比爾就等著前去作伴，他們常只是默默坐在一塊。

病人的預後（可以活多久、多好）有時與實際狀況差距甚大，比爾的預後卻相當精確，就在確診三個月後，癌細胞開始吞噬他的生命，他變得非常虛弱。於是變成恰克坐輪椅在比爾床邊作伴，兩人顯然都不介意恰克不斷揮舞的雙手，滿足的享受彼此無聲的陪伴，數小時也不厭倦。

一天早上，我前去家訪，看到護佐繆特正在為比爾洗澡，過去幾天以來，比爾已經不再對外界的動靜有任何反應，我們判斷他隨時都可能往生。當時恰克還在樓上房間，我打算先幫忙繆特，再上樓檢查恰克。就在我們讓比爾躺好、幫他拍鬆枕頭時，比爾發出一聲嘆息，往生了。

家屬當時都不在場，但都在家，我看看時間：早上七點五十五分。我請凱倫與桑妮亞過來，告知比爾的死訊，接下來一小時，繆特和我依循病人在家死亡的程序，打電話通知相關人等，並安慰凱倫與桑妮亞。

凱倫等自己鎮定下來，可以面對恰克了才上樓，走進房間卻看到恰克滿臉淚水，以含糊的語音說：「我已經知道了，比爾在八點上天堂了。」

凱倫心想他必定是聽到樓下傳來說話與哭泣聲，她問：「你怎麼知道？」恰克說：「他到床邊跟我說再見，然後才離開。他說，等時間到了，他就會回來接我。」

比爾走後，恰克清楚表示不接受任何延長生命的治療，包含發炎也不使用抗生素。我們允諾，在他即將抵達終點前，只求他舒適，不延長他的生命。幾個月後，恰克啟程前往天堂，與既是岳父也是好友的比爾重聚了。

恰克往生時我不在旁邊，但我相信必定是比爾遵守諾言，回來迎接恰克了。

共歷死亡經驗

在我的病人羅傑往生之時，
我在夢境中與他共歷了死亡經驗。
夢中的我曾在羅傑的最終旅程擔負過重要的任務，
他也透過夢境告訴我，往生的經驗是那般絢麗燦爛。

你若讀過穆迪（Raymond Moody）在二〇一〇年出版的《瞥見永恆》（*Glimpses of Eternity*），必定對「共歷死亡經驗」一詞不陌生。雖然個別經驗的差異頗大，卻有共通之處，基本上就是某人正在往生之際，另一人在精神層次上共同經歷臨終者的往生經驗。類似的經驗其實並不少見，我自己也曾有幸置身其中。

我將車子停在剛剛接手的病人羅傑家門前，宅邸的豪華與所在區域讓我有些忐忑。這裡是高級住宅區，每棟房子的屋主都是富豪或名人。羅傑只有五十八歲，罹患肌萎縮性脊髓側索硬化症，俗稱漸凍人症，已至末期。無論他過去如何努力獲得如今的奢華生活，疾病已經抵消一切，我為他感到傷心。漸凍人即便得到最好的治療，存活率也只有三到六年，羅傑已進入第四年。俗話說「錢非萬能」，莫過於如此。

漸凍人症是神經疾病，雖有許多相關研究，病因仍不明確，治療也只是減緩症狀，無法根治。漸凍人症造成肌肉失去功能，一般從下半身開始，逐漸往上擴散，一旦侵入肺部與橫隔膜，就屬末期，羅傑便是如此。多數病患都能接受使用餵食管，但等到呼吸困難發生之後，通常就不願再以呼吸器維生，因為此時的身體已幾乎被疾病侵蝕殆盡。

我初次見到羅傑，他已是臥床不起。說真的，他的俊美真可令人融化，笑容與舉止也同樣迷人，就是個魅力十足的美男子，我可以理解他何以能勝任大型企業的業務人員與勵志講師。他的妻子蘿莉說，他們曾跑遍世界各地，既是工作，也是娛樂。夫妻倆的努力換來了優渥的生活。直到羅傑接到確診通知。

他們有兩個唸高中的兒子，長女已婚，還有個年幼的孩子。羅傑的父母健在，兩個手足與他年紀差不多。

英年早逝總令人感到突兀，白髮人豈知需送黑髮人？稚兒與嬌妻何曾預期必須失去父親與丈夫？遭逢如此意外的家人必須更努力設法理出頭緒。羅傑的家人即便哀傷，亦須整理情緒，逐漸接受羅傑即將離開的事實。

我每次進行家訪，幾乎都見到川流不息的同事、親戚、高爾夫球友、鄰居前來探望，我必須排除萬難，才能爭得羅傑的時間。親友來訪是為了讓羅傑開心，但羅傑開朗的個性，反而讓親友離開時都比來的時候更開心。羅傑就是有這樣的感染力，我自然也是受惠者。理論上是我前去提供照顧與安慰，卻不知究竟是他還是我得到的比較多。

但狀況並非一路平順，在疾病的侵蝕之下，羅傑也會憤怒、沮喪、抱怨，造成療護工作的挑戰。有時他就像在平坦高原上順暢滑行，瞬間又往山谷墜下，我們就必須重新調整療護計畫，以適應新的高度。最初本是蘿莉擔任照顧者，對一個身形嬌小的女性而言，她已非常堅強，但沒多久之後，羅傑需要如廁或上電動輪椅的勞力工作，就超越蘿莉的負荷，於是他們聘用專業看護，以滿足羅傑的需求。

羅傑身上有餵食管、全身癱瘓，只剩下左手食指還能動，家人安裝了一個專為他設計的裝置，讓他能用這一根手指繼續參與公司業務，而且不必出門也能透過網路與朋友聯繫。羅傑常會耗費許多時間，在我探訪之前輸入給我的訊息，然後用手指一按，電腦就以機械式的語音播放訊息，他的無厘頭笑料常逗得我們捧腹。有時是一首短詩：「護士小姐，她來了；她拎的包，可沉了；我的病呦，別重了！」有時是笑話：「我看起來很累吧？因為我今天打了十二洞的高爾夫。」有時只是些無意義的：「拉紮嗎塔、嘟波普、林阿林、砰！」但透過機械語音讀出來，卻好笑極了。

短短一年多的時間，我眼見漸凍人症奪走羅傑說、笑、抬頭、自行呼吸的能力，最後，疾病終於侵入要塞，他的肺也失去功能了。醫師動手術在橫隔膜植入一個刺激肌肉的電極片，以維持肌肉強韌，一段時間之後卻也不再有作用。因為肺部無法自行吸氣，羅傑只得仰賴雙向正壓呼吸器，時時戴著面罩。他不能再說話，只能透過眨眼睛，表示「是」或「不」來回答家屬與我的問題。

羅傑身邊幾乎總有人陪伴，但偶爾也會獨處，所以一旁總放著設定好的手機，若有需求，只要按一個按鍵就能通知家人。因為肌肉過度鬆弛，只要床頭高度過高了一點點，他的頭就會像布娃娃似的向前顛倒，若無旁人協助，就無法抬起頭來。雖然羅傑享有頂級醫療支援，任何錢買得到的裝備、醫療照顧、專業看護、藥物，都是最好的，但他的生命依然被漸凍人症侵蝕殆盡。

即便不能說笑，他一雙動人的棕眼依然能與人溝通，我可以解讀他的感激、逗弄、幽默、失望，以及哀傷。羅傑知道自己已時日無多。

我常會夢到我的病人，所以某天家訪過後在晚上夢見羅傑，對我來說也不是稀奇的事，只是夢境很奇特，場景非常清晰，就像真實世界的環境。我在羅傑房間，坐在他的床邊，親友正在房裡開派對，其中許多人我在家訪期間曾經見過，有些則是陌生面孔。我看到蘿莉，身為派對女主人，她穿梭在賓客之間打招呼、送點心。後來，羅傑的臉色突然產生變化，即便有呼吸器，他的呼吸還是越來越急促，我發現之後大喊：「蘿莉！快過來！羅傑有狀況！」

夢中的蘿莉沒聽到我的喊叫，仍繼續招呼賓客。我再看看羅傑，短短幾分鐘內，他的狀況急速惡化。我一秒也不想離開他身邊，所以更大聲呼喊蘿莉，但她依然沒聽見，而且走得更遠，終至消失。

夢中的我認為必須立刻採取行動，便轉身面對羅傑，他雙眼圓睜，充滿疑惑與恐懼。我握住他的手，說：「你看著我，沒事的，不要擔心。」他似乎冷靜了一些，我含淚告訴他：「你就要走了，但只要你到了另一邊，就會發現一切都非常美麗！」他緩緩眨眼，表示理解。此時他的頭無力的往前傾，面罩脫落，我知道他往生了。但突然間，他抬起頭來，這是他幾個月以來已經無法執行的動作。他的臉閃爍著金色光芒，他的笑容之美，是我此生所見之最，他目眩神迷的讚嘆：「妳說得沒錯！這裡好……好……好美！」我從未見過如此痴然如醉的喜悅，像是欣賞極致美景的歡愉再乘上千百倍，他狂喜的神情還透露出崇敬與感恩。

鬧鐘還沒響，我就先被電話鈴聲喚醒。來電的是前晚值班的護理師貝絲，他說羅傑已經在昨夜過世。我流著眼淚聽貝絲轉述事情經過：蘿莉在睡前暫時離開羅傑身邊，到樓上整理房間，手機就在羅傑的手指旁邊，但蘿莉在十五分鐘後回來，卻發現羅傑依然坐在床上，只是頭往前傾，面罩已經滑落下來，一如我夢境中的姿態。

這次經驗在我心中留下深刻印記，我永遠記得夢中的情景，也不會忘記我曾在羅傑最終的旅程擔負重要任務。我感到安慰的是，羅傑透過夢境告訴我，他往生的經驗是那般絢麗燦爛。

（第四部）

神祕與靈性的經驗

生命豈非奇哉？
翻動書頁，字行無光，除非，我們以愛書寫。
任意虛擲，扔棄縱只一日，
沒入光陰流沙，可知，我亦泫然欲泣。

|憂鬱藍調合唱團（Moody Blues）|

聖恩、神蹟、榮耀，無論你如何名之，當你能夠感知或體驗神聖的死亡經驗，請讚嘆它的美麗。就我此生所知，從無任何經驗能如此接近靈與神，好似伸手即可觸之。

許多人，甚至包含無信仰的人，在接觸臨終者之後，都發現身、心、靈的感受產生深刻的變化，好似站在兩個世界之間，一是原本熟知的世界，另一個是從精神與靈魂的層次才得偶然一觀。這種時候不僅自覺渺小，過去不曾窺知死亡之神聖的人，更可能從此開啟心靈之窗。

請留神，請祈禱，當它降臨的時候，請讚嘆。

來自天堂的硬幣

那位陌生男子，與她早逝的兒子有著同樣的湛藍眼睛，彷彿能看透她的哀傷。
他給了她一枚刻有「信基督者，凡事皆能」的硬幣。
她相信那就是她的孩子或某位使者，為她送來療癒傷痛的禮物。

任何人的死亡，無論什麼年紀、什麼肇因，都是生者的傷痛。親友無論做多少準備，仍不足以面對死亡發生的那一刻。與死者感情深厚者，最難克服的就是思念，即便是與死者的感情有裂痕者，也會因為永遠失去修補機會，而產生罪惡感，或悔恨自己沒能做更多、愛更多，以致死者帶著遺憾離開。

我想，最難捱的哀傷，莫過於失去子女。沒有父母會預料孩子比自己更早離開，尤其是孩子尚未成年之際，父母失去的不僅是親手迎接到世上的寶貝，還有許多希望與夢想。

布萊恩往生之際僅只十八歲，他與母親的感情非常親密，多數時候，母親都是靠著回憶母子之情來撫慰傷痛。她是虔誠的信徒，在布萊恩死後，經常藉由祈禱支撐自己。但有一天，她怎也堅強不起來，思念孩子的痛苦轉為憤怒，她對神哭喊：「為什麼是布萊恩？祢怎可如此？我不懂！」她止不住哭泣，兒子走後，她從不曾允許自己任性嚎啕。

終於，憤怒與精力俱已耗盡，孤單又空虛的她走到鄰近超市，接下來的情節就如烙印一樣存在她的心中。她站在放布丁的貨架前，看見六呎外站了一位戴帽子、蓄薄鬍鬚的中年男子，一雙藍色眼珠正直視著她，除了布萊恩之外，她再沒見過這樣美的藍眼珠。我倒是可以為布萊恩的眼睛作證，每次去家訪，我都能看到他如同加勒比海一般清澈湛藍的眼珠，現在與母親四目交接的男子也是如此。她一時之間覺得尷尬起來，便看往他處。

等她再次抬頭，男子已站在身邊，他手上握著帽子，水晶般的藍眼睛流下一滴眼淚，他說：「妳看起來，就好像身體裡有某些東西失去了。」她想到布萊恩走後，每次有朋友善意問她過得好不好時，她總是說：「我就像身體裡失去了什麼東西。」

男子拿出一枚硬幣，放在她的手心。她翻過硬幣，看到上面鑄刻「信基督者，凡事皆能」。她無聲的流下淚水，一抬頭，男子已無影無蹤。

布萊恩的母親一直保留著這枚硬幣，她知道是她的孩子，或是某位使者，在她最絕望的時刻，為她送來療癒傷痛的禮物。

兩個人，一個夢

罹患腦瘤的麥可，在搬到新家後，
當某天金黃餘暉從西邊的落地窗照進房間時，母子倆赫然發現：
這就是他們之前都曾數度做過的夢境！
這是神給他們機會，對未來即將發生的傷痛先做好心理準備吧！

麥可年方十八，不該是死神尋找的對象。他的學業優異，人緣極佳，剛被選上足球隊長，有大好的前程在眼前。但他就要死了，這怎麼可能？他昏迷臥床，生命逐漸被腦部腫瘤侵蝕，是他的母親告訴我以下的故事。

在麥可兩歲的時候，母親做了一個夢，她在夢中照顧已經長大的麥可，就像護士照顧病人那樣。

幾年後，她再次做同樣的夢，夢中陽光照進她照顧兒子的房間，那是她不曾見過的地方。

同樣的夢境，在大約五年後，絲毫未改的再次出現。

讓她訝異的是，麥可十二歲的時候，一天早上醒來也描述了一個完全相同的夢境，包含陽光等細節都一樣，他說：「陽光照亮了房間。」母子倆都不認得夢境中的房間。後來，他們搬到附近的新房子沒多久，麥可就被診斷出無法以手術移除的腦瘤，他的生命快速通往終點。麥可的病床被設置在書房，以便有較大空間容納訪客，照顧上也比較方便。

一天下午，太陽已西斜，母親溫柔的為麥可洗澡，金黃餘暉從西邊的落地窗照亮了房間。他們在為之讚嘆之餘，突然望著彼此，說道：「這就是那個夢境。」

麥可在幾週後善終。他的死雖然令母親哀傷不已，但這無疑是上天所註定，慈悲的神給予機會，讓他們對未來即將發生的傷痛做好心理準備。

木匠天使

究竟是誰為癌末的貝希，排除經濟壓力與政府嚴格法規的萬難，在屋前搭建斜坡，

讓她得以在生命最終階段，能坐著輪椅走出家中，享受美好的日子？

我們永遠也不會知道答案。

過去六年來，貝希奮力對抗已無法治癒的癌症，癌細胞已經從子宮轉移到肝臟與骨骼，但她不願放棄。醫生給她的化療與放療屬於緩解性治療，旨在減輕症狀與痛苦，不求治癒，因為貝希的病程已不可逆。雖然這些療程導致她青絲落盡，也失去胃口，同時無法長時間保持清醒，但她仍堅持繼續治療。「說不定這次會有用呢！」我第一次家訪時，她滿懷希望這麼說。

我從不剝奪病患的希望，但也不給予錯誤的希望。當時我只祈禱上帝能以祂認為合適的方式回應貝希的願望。

傑克是貝希唯一的孩子，也是主要照顧者，他白天在家照顧母親，帶母親去醫院看診或接受化療，晚上則在附近的學院上課。他們家是老式的木頭護牆板屋，前廊階梯太陡，傑克在朋友的幫忙下，搭建一個小斜坡，以便用輪椅推著無法行走的貝希出門。這斜坡很明顯是外行人的作品，無論立意多麼良善，但坡道兩側沒有護欄、寬度不足、坡度太陡，輪椅走在上面，就像隨時要脫軌的火車廂，若再遇上下雨或霜雪，簡直危險極了。市政府已經來函告知斜坡不符合法定規格，必須拆除。

傑克因此苦惱不已。他們的經濟狀況拮据；而且，市政府的斜坡法規相當複雜，共有六頁之長，二十二歲的他實在缺乏必要的技術建造新斜坡。一次家訪期間，他提出這個問題，我允諾代他詢問社工與義工系統是否能幫上忙。經過幾星期，我們雖然多方尋求協助，仍無法找到人幫忙建造斜坡，也無法籌措資金。

與此同時，貝希撤銷了安寧療護服務，因為她決定嘗試更積極的治療（另一種化療），我們因此失去聯繫。只是很不幸，新療法終究無法發揮效用，於是她再度回到安寧療護系統。我再次去家訪時，貝希顯然就要善終，幾乎很少清醒，也不再攝取食物或水，我跟傑克都知道，她最多只剩幾天的生命。

家訪結束，傑克送我到前門，他指指全新完工、安全、合法的斜坡，我先前抵達時便已注意到。他說：「真的很感謝妳請那些工匠來做這個坡道，他們一天之內就完工了，後來我帶媽媽去醫院都很方便，好天氣也能出門走走。媽媽可開心了，真的非常感謝妳。」我聽了一頭霧水。

上車之後，我打電話給先前聯繫的社工和義工，他們也都很意外，因為當時一直無法找到可以幫忙的人。

究竟是誰帶著鐵鎚與鐵鋸前來送給貝希這個禮物，讓她在生命最終的階段能夠到戶外享受美好的日子？我們永遠不會知道。

貝瑞的歌

貝瑞往生前一天，
突然瞪大眼睛環顧四周說道：「天呀！天呀！」
然後開始吟唱沒有歌詞的曲子，就像聖詩般的天使之音。
直至今日，我仍清晰記得那絕美天籟。

有時是臨終者說的話，有時是自己的所見所聞，總之，常有令人啞然的經歷令我不禁陷入深思，希望有所領悟。

貝瑞是個老好人，幽默風趣又體貼，他與莫琳才結婚一年，不過婚前已經交往十二年。一年前，貝瑞準備進醫院進行腦部手術，以評估腫瘤的致命風險。在此前夕，他們許下終生相守的承諾，選在這天結婚正表示兩人同船共命。手術後的發現並非好消息，貝瑞辦理出院手續，回家等待生命的終點來臨。

我一見到他們，立刻就產生好感。他們深愛彼此，心靈緊密相依，在這段最終的旅途上，更顯得密不可分。

後來貝瑞的狀況惡化，鮮少清醒。莫琳告訴我，貝瑞只要醒過來，便反覆問她：「妳知道怎麼修理數位鏡頭嗎？」、「有沒有學會怎麼修理相機訊號線？」同時還不斷指著天花板的各個角落。莫琳不知該怎麼回應，只說家裡沒有什麼訊號線，也沒有東西需要修理，但沒多久他又會重複問相同的問題。

臨終者常以象徵性的語言說話，貝瑞或許就是如此，因此我告訴莫琳：「我想他是要確認，即便他不能再幫忙了，妳也會好好的，會有辦法處理事情。」我鼓勵莫琳也同樣以象徵性的語言回應，請貝瑞放心。第二天，貝瑞又問起同樣的問題時，莫琳說：「貝瑞，你何時看過我被問題難倒？不管是訊號線、鏡頭，或是其他的問題，我都可以處理。」

貝瑞笑一笑，繼續睡去，之後就再也沒問過同樣的問題。

有一天，貝瑞說：「莫琳，我媽媽就站在角落跟我們打招呼。」

貝瑞的母親已經過世多年，但莫琳依言轉頭面對房間角落，說：「媽媽好。」然後跟貝瑞說：「她會過來，我想是因為擔心你吧！」

貝瑞看著房間角落，似乎正在聽什麼，然後溫柔的跟妻子說：「不是……她說她擔心的是妳。」

貝瑞越來越虛弱，幾乎整天處於睡眠狀態，偶然醒來了，也沒有力氣說話。他往生的前一天，我正幫他量血壓，他睜開眼睛，瞪大著環顧四周，語音清晰且虔誠似的說：「天呀！天呀！」莫琳和我靜靜站在一旁，等待接下來的發展。

貝瑞將右手舉到下巴，以指背打拍子，開始吟唱沒有歌詞的曲子，就像聖詩，我只能用「天使之音」來形容。我就在現場，我就是見證人，那歌聲並非貝瑞的聲音，直到今日，我仍清晰記得那絕美天籟。我何其有幸，能夠見證貝瑞在往生之際與我們分享的經驗。能夠參與這些屬於臨終者個人的神聖旅程，我將永遠感恩。

我必須告訴讀者，這奇蹟般的事件可能發生在任何人身上，你無需具有任何的經驗，只要敞開心胸，在臨終者往生的神聖時刻接受奇異的恩典。

結伴啟程

已經很少清醒，也已數日未曾言語的宛妲突然睜開眼睛，用氣音說：「有人要我等一等……我得帶一個人一起走。」

宛妲之所以尚在人間，是否是因為她需要「護送」不知道路的人，也許是嬰兒，又或是沒有機會得知上帝或天堂的存在的人？

走在死亡之路的人常有「必須努力撐下去」的想法，不是為自己，而是為了自己所愛或愛自己的人。

我經常聽到：

「我不想讓家人失望。」

「我不想讓他們傷心。」

「我不知道他們是否瞭解我就要走了。」

親友央求臨終者不要走，說自己不知怎麼活下去，或說要跟著去死。這對已經沒有選擇的臨終者而言，實是沉重的壓力，畢竟他們的身體明顯已無法再運作，死亡進程也已啟動。

安寧療護人員總是溫柔的協助家屬接受死亡即將發生的事實，也幫助家屬向臨終者表示自己能夠接受，允許臨終者離開，別再對生者存有罣礙。生者能接受事實，臨終者才能平靜走完死亡進程。家屬可以如實說出心中的話：「媽，妳走了以後，我一定會想念妳。」或以不同的方式表達相同的訊息：「無論發生什麼事，我都會好好的。」家屬的許可常是臨終者產生變化的轉捩點，因為他們終於能放開沉重心情，無牽無掛走完最後的旅程。

我的每位病人都很特殊，但其中一位女士尤其特別，她的身軀大半已受到癌細胞攻擊，完好之處也遭受放療與化療的肆虐。因為無法進食與喝水，她骨瘦如柴，皮膚因為肝臟受損而呈現暗黃色，身上還有人工瘻管，也就是開口，讓身體各處的腫瘤排放液體。儘管如此，她依然堅持著。

宛姐是虔誠的信徒，家屬已忍住傷心，允許她去見上帝了，我不知她何以繼續流連。一次家訪期間，我正幫她洗澡，不經意說出了我的疑問：「妳怎麼還在這裡呢？宛姐，妳看起來已經準備好了呀！」

宛姐已經很少清醒，也已數日未曾言語，當下卻睜開眼睛，用氣音說：「我想走，可是有人要我等一等……我得帶一個人一起走。」家屬聞言十分擔憂，不知宛姐是否意指另一個家人也要死了。

因為宛姐所言，我也發現自己不曾思考過某些問題：我們是否該成雙離世？是否有時需要「護送」不知道路的人，也許是嬰兒，又或是沒有機會得知上帝或天堂的存在的人？但我沒機會詢問宛姐的意思，她已再度陷入對外界刺激毫無反應的狀態，再沒恢復意識。

最後，在一個週五的傍晚七點，宛姐安詳辭世。第二天早上，我打電話通知宛姐的醫師，他表示哀悼，並說：「很奇怪喔！我有另一位女性病患，跟宛姐是同樣的年紀、同樣的診斷，也在昨晚七點過世。」

即便我們對死亡經驗有所瞭解，宛妲提醒了我，這世上還有許多未知。病人分享所見、所知、所感，我們才能瞭解到，臨終者顯然能感知另次元世界，尚未走到生命終點的我們無緣一窺，但顯然也被賦予理解死亡的機會。

經過多年守在臨終者床邊的經驗，我早已篤信自己完全無需恐懼從此生跨越到彼岸的時刻。我視之為一種延伸，甚至是一座橋樑，引領我通往另一種經歷。我永遠對每一個病人心懷感恩，是他們分享死亡經驗，我方能有所領悟。

他們來接我了

十五分鐘前還跟我談笑風生的老人，在一刻鐘後卻突然往生。在走之前，他說去世兩年的太太來接他了。

臨走前，他指指旁邊，表示去世兩年的太太來接他了。

然後他將手伸得更遠，語氣恭敬的說道：「這是我們的主。」

手機響起，我正在縣立安養中心的四樓執行任務。我看看來電顯示，是受理安寧療護病人的護理師麗莎，她今天也在中心內，正在迎接一位分配給我的新病人。

我接起電話，麗莎說：「珍妮特，你可以抽空到三樓看一下你的新病人沃特嗎？家屬都到齊了，想見見未來負責照顧他們父親的護理師。」

幾分鐘後，我設法離開崗位幾分鐘。每次有新的病人分配給我，我都認為是種榮幸，也認為家屬面對艱難時期，必須一開始就與護理師建立互信，彼此的信任早些建立，家屬就能早些開始準備為病人送行。

我敲敲一一二七號病房，走進去，房間中央站了一排家屬，兩男兩女，麗莎介紹那是沃特的女兒與女婿。病房右邊的床上坐著沃特，壓低著頭從老花眼鏡上方看著我微笑表示歡迎。他一手拿平裝書，另一手握檸檬汁，我從這家人身上感受到溫暖與愛心，心中十分感恩，我知道與這位紳士以及敬愛他的家屬合作，必定是愉快的經驗。

麗莎介紹大家認識之後，我坐在沃特的床邊，問問他讀的書，還有他會不會餓，說馬上就要送午餐了。最後我握握他的手，說我明天會過來做第一次探訪。沃特一派文雅的與我道別，我便回到四樓繼續照顧病人，麗莎則留下來做完沃特的入院文件。

不到十五分鐘，麗莎再度來電，有些遲疑的說：「沃特沒辦法讓你照顧了。」她停頓了許久才又說：「他剛剛過世了。」我一時有些驚呆了，就在十五分鐘前，這位笑容可掬的可愛老人還在喝檸檬汁，跟我討論他讀的書，現在已經往生了？接著麗莎便描述我離開之後的情況。

沃特的家屬在我走後不久也回家了，以免打擾沃特用餐。麗莎坐在床邊填寫評估表，這時沃特語帶歉意說：「對不起，不過妳得出去了。」麗莎有點意外，跟他確認說：「你要我離開嗎？」沃特莊重肅穆的看著她說：「是的，麻煩妳。」

麗莎依言起身收拾東西，同時問：「有什麼原因必須要我走嗎？」沃特只說：「他們來接我了。」

麗莎有些好奇，過去低聲問沃特：「誰來接你了？」

沃特轉向左邊，伸手指向空無一人的地方，慎重的介紹：「這是內人，奧黛莉。」然後他將手伸得更遠，語氣充滿恭敬：「這是我們的主。」

從方才的入院評估，麗莎確信沃特雖是癌末，但精神正常、意識清楚，所有問題皆能應答如流、毫無遲疑。沃特提供的資訊亦經家屬確認無誤，麗莎也得知沃特的妻子在兩年前已經辭世。

麗莎順從沃特所言，收好護士包與文件夾離開，回到護理站完成入院細節辦理，花了將近十五分鐘，然後又走到沃特的房間與他道別，心想沃特若睡了，就不打擾他。

不料她竟發現沃特已經在她短暫離開時往生。如他所言，他們來接他走了。

遙遠的連線

**迴光反照是身體傾其所有的最後一搏，
也是臨終者送給親友最後的禮物，
通常一、兩天內，身體就會重回衰竭狀態，開始走向生命終點。
即便如何短暫，親友仍得以重拾記憶中熟悉且深愛之人。**

尤金高齡九十三，思想卻是難得一見的先進，他極度厭惡吃藥，因為只要是藥物，都有副作用。

任何曾經服藥的人都知道，藥局開的藥單必定羅列一連串駭人的副作用。即便是泰諾等開架式成藥，也有不少禁忌與可能引發的問題，使用者必須在療效與身體負擔之間取捨。尤金熱衷研究自然療法，找到了不少天然營養補充品，取代某些醫師用藥，對他的健康多有助益。他在飲食上也非常謹慎，盡可能以健康食物滋補身體。因為身體狀況不允許他出門，女兒卡蘿與凱西，以及同住的看護海瑞特，都設法滿足他的需求。

即便年事已高，尤金依然嗜讀，對時下議題洞若觀火，無論談到政治、經濟、氣候，或國際局勢，他都能言之有物。因為曾經入伍參加二次大戰，不僅對戰事知之甚詳，也有特殊觀點。

能量療法也是他的興趣之一，針對自身病況，他把水晶與能量石放在綢緞袋裡，貼身放在口袋或枕頭下進行療癒。他知道我曾經接受「觸摸療法」（Therapeutic Touch）的訓練，每次家訪必定要求我施作。這種能量療法乃是針對人體氣場，並不實際觸碰人體，但尤金卻能感知我的動作，即便他閉著眼睛，而且我的手離他身體尚有幾吋的距離，他也能知道我的手移動到哪個位置。他會說：「圓圈，你的手正在畫圓圈。」或是當我正在治療背部，他會說：「沒錯，就是那裡，接近肩膀的地方。」

尤金的安寧療護診斷是心臟衰竭，病況起伏不定，被稱為鋸齒狀模式（saw-tooth pattern），對病人或家屬都是折磨。有時病人出現昏睡、呼吸急促、對外界缺乏反應等衰竭現象，看似已到生命終點，不久卻又自行恢復，如此反覆發生。家屬每每已做好心理準備，情況卻立刻翻轉，對任何人而言都是一種情緒折磨。尤金接受安寧療護期間，不知如此反覆了多少次，雖然我們都喜歡與這位可愛的老紳士相伴，卻也知道他的離開只是遲早。

在此不如談談死亡進程的迴光反照現象。因病處於衰竭現象的病人，有可能突然產生數週、數月以來都不曾有過的精力，模糊意識或嗜睡狀態可能暫時消失，胃口也恢復到罹病前的水準。因為體力衰竭而無法活動的病人，也可能突然想下床，甚至想出門，看起來就像要恢復健康了。

只是，迴光反照總是稍縱即逝。我們時常觀察到這種現象，知道這是身體傾其所有的最後一搏。人體遭疾病侵蝕，或因高齡而失能，卻突然湧現精力，不可能持續太久，通常一、兩天內，身體就會回到先前的衰竭狀態，開始走向生命終點。迴光反照的強度不見得如前所述，身旁的人當時可能無法判斷，事後反觀才知是迴光反照現象。許多家屬都曾告訴我：「現在回想起來才知道，母親過世前不久，有兩、三天的時間，她好似又回到原本的健康狀態。」那就是迴光反照，就像是送給親友最後的禮物，即便如何短暫，也能令親友又得以一親記憶中熟悉且深愛之人。

某個星期六，尤金的女兒一個出遠門，一個正參加家族活動，海瑞特當週也休假，尤金再度進入衰竭狀態，代班看護唐娜守在一旁，看到我們已看過多次的情況。唐娜確保尤金安全、舒適的躺在床上，觀察他逐漸出現反應能力降低、意識混淆、呼吸急促等心臟衰竭症狀。

到了傍晚，尤金拿起床邊的電視遙控器，不是為了看電視，而是拿到耳邊，他「打電話」給已在天上的妻子米爾卓，跟妻子講了一小時的電話。唐娜記下說話內容，並從說話內容判斷他並沒有意識混淆現象。

尤金跟妻子說，凱西實在需要去度假一段時間，還有卡蘿找到新工作讓他很高興。他說海瑞特的工作負擔越來越重，也需要休息，還說他常下樓去喝一杯熱可可，昨天的熱可可特別好喝！尤金時而停頓，好像正在聽對方說話，然後高興的笑一笑。他也一再重複說：「我已經準備好，家裡都妥當了，我快要去找妳了。」

有好幾次，尤金停下來聽遙控器另一端的人說話，然後笑笑說：「我說過了啊！我快要去找妳了，別急嘛！」他說到過去跟家人一起去吃熱狗的回憶，以及女兒小時候的事情。有時他說的話顯然是回應對方的問題：「真的嗎？妳真的這樣想？」然後專心聆聽只有他聽得到的回應。

一小時過去，尤金又更虛弱了，溫馨的對話逐漸變成含糊不清、斷斷續續的句子。唐娜輕輕拿走尤金手上的遙控器，和他一起禱告，然後幫他蓋好被子，要他睡一會。他說：「好，妳也睡一會吧！」

幾小時後，唐娜醒來，發現尤金已經依約前去與米爾卓團聚了。

耶穌的笑

篤信上帝的魯迪鎮日埋首於聖經，
信仰為他帶來無上的喜悅，
讓他衷心期待、甚至是等不急要離開人世。
對他而言，死後的世界就如此生一般真實。

魯迪身形削瘦、一頭紅髮，即便知道自己死期不遠，仍如往常般笑臉迎人。妻子羅蘭即將失去此生最愛，心中悲傷不已，但是在心愛的丈夫面前，卻表現得十分堅強。

我每次前去探訪，魯迪都埋首於聖經，時常拉我到身邊坐下，為我讀一段經文，然後闔上書冊，說：「諾亞！我要去見諾亞！」

有時他會說：「摩西！我會跟摩西在一起！真正的摩西！」然後兩眼晶亮的對著我笑，一邊搖搖頭，好似無法相信自己竟這般幸運。

魯迪的信仰為他帶來無上喜悅，也讓他衷心期待（甚至是有些等不及）離開人世，對他而言，死後的世界就如此生一般真實。

有一天，我跟他討論一篇經文，然後問他是否看過「耶穌的笑」這幅畫，我指的是耶穌仰頭、瞇眼、捧腹大笑的一幅畫。我很喜歡這幅畫，與一般所見的嚴肅畫像完全不同。魯迪沒見過，所以我影印了一張送給他。他凝視畫作，眼眶泛淚，說：「對！這就是我要看到的耶穌！」魯迪請我把畫貼在床前的牆上，他要時時看著。

沒多久後，羅蘭來電告知魯迪過世了。我在清晨抵達，準備確認魯迪死亡，並執行病人在家死亡的程序。羅蘭滿臉淚水，卻是一副難以置信的神情，沒說什麼就帶我到丈夫房間。魯迪仍是往生之際的模樣：坐直在床上凝視「耶穌的笑」，一臉開懷無比的笑容。

神學研究者的欣喜

畢生致力神學研究與教學的諾爾曼，
在臨終前牧師為他唸禱聖經時，
突然抬起頭來好似要面對太陽，並露出開懷的笑容，
究竟他看到了什麼？

諾爾曼一生致力於神學研究與教學，教學生涯中不僅傳授知識，他的熱情也感染了數以千計的學生。

某個星期一早晨，我跟諾爾曼的兒子與妻子見面，進行安寧療護評估，雖未評估他本人的狀況，但從家人的陳述看來，他在安寧病房停留的時間恐怕不長。他罹患末期阿茲海默症，身體一日不如一日，被稱為「漫長的道別」。阿茲海默患者一旦拒絕進食，歸天之期就不遠了。諾爾曼正是如此，因此進入安寧病房。

諾爾曼在善終前並未受苦，除了一次似乎是因為脫水而輕微發燒，我們幾乎不需要使用藥物做症狀控制。他沒有疼痛或焦慮，往生過程的呼吸急促現象也很輕微。我們只是幫他洗澡、翻身，讓他感到舒適，這三天以來，妻子與五個孩子幾乎每天來探望，陪伴到晚上才回家休息。

並非所有病人都需要以藥物進行症狀管理，不過護理師常以輔助療法提升病人舒適度。包含紓壓音樂、輕度按摩，以及觸摸療法等簡易紓緩措施，都對臨終者的身心狀態有良好助益。幾年前，我直覺認為精油或許可以幫助臨終病患放鬆，便開始在病人額頭擦一點含有紫羅蘭與薰衣草香氛的紫色精油。紫色是代表過度、轉變的顏色，而死亡過程正是一種過度與轉變。我發現精油療法確實有效果，便持續施行，一段時間之後，還意外從一篇文章得知，南丁格爾在克里米亞戰爭期間就曾經藉此撫慰受傷戰士，所以精油療法其實可以追溯至古老年代呢！

諾爾曼身體開始衰竭的第四天，我在清晨抵達安寧病房，準備進行身體檢查，並確定他能感到舒適。走進房間看到安寧療護牧師保羅站在床邊，正唸禱詩篇第二十三篇：「我雖然行過死蔭的山谷，也不怕遭受傷害……」

我走到病床另一側，撫著諾爾曼的手，加入祈禱。突然之間，諾爾曼的臉上漾起開懷的笑容，他抬起頭，好似要面對太陽。保羅牧師與我彼此相望，心中暗自驚嘆這不知是何等玄妙的神蹟。我們專心注意諾爾曼。

他的狂喜笑容持續了十五到二十秒，然後他放鬆肩膀，呼出一口氣，就這麼靜靜的離開。

諾爾曼的家屬幾分鐘後抵達，起先因為不能在最後一刻陪伴他而難過，但聽到他往生之際的情景，又感到安慰與感恩。他女兒說：「爸爸教神學一輩子，現在終於能親眼看見了！」

姊妹的道別

臨終者常能見到我們看不見的東西，
因為他們的靈魂已被召喚，而使視線更清澈。
生者甚至還能看見往生者的靈魂從軀體中解放，
那是如同一縷輕煙似的存在，也是令人讚嘆的靈性能量。

喬芝亞與莉莉不僅是姊妹，更是閨密，陪伴對方經歷離婚、喪偶，不離不棄。兩人契合的活潑個性可以從在牆上與桌上的照片看出：頭戴誇張的帽子擺姿勢，在派對上開懷大笑，或是在遊輪上搞笑。

現在，喬芝亞就要失去姊姊了，她實在無法置信，對我表示她絕不允許此事發生。然而當我見到莉莉的模樣，心便立刻往下沉。

她骨瘦如柴，單薄得猶如一片影子，連翻身的力氣也沒有，一見到我就哭了起來，削瘦的臉彷彿就要破碎了。妹妹離開房間後，莉莉小聲對我說：「我撐不下去了，妳要幫我告訴她，她得知道才行。」我對莉莉說，她再也不需要勉強自己了。我握握她的手，心裡開始琢磨等一下該說的話，也祈求上帝指引我，讓我能減輕此事造成的衝擊。

喬芝亞回來後，莉莉對我點頭，用眼神央求我。我先轉述莉莉方才說的話，莉莉就在一旁點頭，我誠懇的告訴喬芝亞：莉莉已經為了她而盡其所能地對抗癌症，現在莉莉覺得自己應該有更好的地方可以去，也就是上帝的身邊，莉莉不想再留在人世間、躺在病床上。我知道上帝必定在指引我，因為我說話的同時，莉莉眼中俱是寬慰與感激。

喬芝亞先是一臉震驚，接著流下眼淚，哭了許久，但就在我結束探訪之前，她告訴莉莉，她已經能瞭解，如果姊姊必須離開，她也能接受。莉莉如釋重負的表情，我看了也不禁動容。

我隔天再度去探訪，喬芝亞說，就在我離開之後，她看到莉莉凝視天花板，臉上是燦爛的笑容。喬芝亞很開心，她已經許久沒見到姊姊的笑容了。她問莉莉在看什麼，莉莉說：「我看到地球！我漂浮在空中，看到下面的地球，好美啊！我融入宇宙了！」莉莉高舉細瘦的雙手，好似要握住什麼，那是喬芝亞看不到、卻能感覺到的存在。後來莉莉就安詳沉睡，臉上依然是笑容。

喬芝亞說完之後，我解釋道，臨終者常能見到我們看不見的東西，因為他們的靈魂已經被召喚，視線也因而能更清澈似的。說完，我準備去探望莉莉。

我才進房間幾秒鐘，莉莉的呼吸就出現變化，逐漸變慢、變淺，我讓喬芝亞挨著姊姊坐在床緣，喬芝亞握住姊姊的手，然後突然一臉驚訝對我說：「我可以感覺到她正在離開！我感覺到她的能量正在消失！」

莉莉就在這一刻，既寧靜又安詳，她的靈魂從軀體中解放了。之後，喬芝亞告訴我，就在莉莉善終之後，她看到了如同一縷輕煙似的存在，就漂浮於莉莉的大體之上，其實我也看到了。

喬芝亞感受到令人讚嘆的靈性能量，她心懷感恩，深信是她最愛的姊姊臨行時送給她的禮物。

〔第五部〕難搞的客戶

我們對彼岸的無知，是此生的必然，
正如冰不知火，除非融化、消逝。

|法國小說家．雷納爾（Jules Renard）|

我們面對的病人，可能有各種年紀、體型與性情。溫順、文靜的病人當然最好相處，通常對療護計畫的配合度也最高，也能遵循醫療人員的建議，因此對我們造成的問題與挑戰最少，探訪期間也常是愉快的氣氛。

但就像我曾說過的：即便是脾氣暴躁的病人，我也一樣照單全收！沒錯，他們確實讓你覺得錢難賺，但從某些角度看來，他們也非常有趣。有個糖尿病人在我探訪的時候，把糖果盒藏在屁股底下，試圖隱藏證據，然後直視著我，發誓他真的不知道血糖指數為何會飆高。

還有一位已經離不開氧氣筒的病人，老愛把浴室窗户打開，寒冬也不例外，為的是能探頭出去抽煙，他以為這樣就不會被我察覺了……才怪！

另一位肺疾嚴重的病人打電話來，抱怨她無法呼吸，後來她才承認是因為自己在攝氏三十幾度的高溫天氣，還到後院用手推車清運髒土！

這幫人顯然是「怎麼活，就怎麼死」，他們靠自己的個性、脾氣與精神支撐到最後，就像他們會說的：生命走到終點了，何須一切依然完美如初？就是得在臉上刻滿皺紋、撞得滿頭包、弄得遍體鱗傷，才算是淋漓盡致的一生，不是嗎？

接下來就是這一掛病人的故事。我敬愛他們始終保有個人特質，即便在生命接近終點之際，依然是那個暴躁、令人望之生畏，卻也是獨一無二的自己。

狂粉

有些病患即便已被告知或直覺知道將不久人世後，在最初的震驚消退之後，仍能以之前的生活步調照常度日。無論還能活多久，都盡可能不被疾病影響。就像羅蘭絕不讓人打擾她每天必看的電視節目一樣。

羅蘭迷上了電視節目「價格猜猜猜」（*The Price Is Right*）的主持人佰克（Bob Barker）。

我前去探訪的時候，若是電視正播放這個節目，她必定叫我先到角落坐下，等到廣告時間才急忙叫我過去，捲起袖子讓我量血壓，一旦節目又開始，我就必須再回到角落坐著，待下一段廣告才可以繼續進行兩分鐘的狀況評量。如果我趕不及在廣告結束前做完，她就會不發一語的指指角落的椅子，那時我覺得自己就像不乖的小學生。一小時的節目結束前，探訪程序幾乎無法有任何進展，還得一直聽她說：「噓！」要我安靜，因為她的最愛正在說話。

某些病人最期待的，就是與他們信仰的「主」會面的那一日，而最令羅蘭痴迷嚮往的就是親眼看到……你猜是誰？沒錯，她的心上人佰克。

有些病患即便已被告知或直覺知道自己不久人世，卻依然如常度日。最初的震驚消退之後，他們就恢復原本的生活，繼續看愛看的電視節目、縫製廚房窗簾，或狂讀羅曼史小說。即便是安寧療護人員也認為，若是我們自己處於類似狀況，也不見得有能力好好過日子，原有的熱情也可能會熄滅。某些人確實是如此，但我遇見的多數病患都能再度站起來，拍掉身上的灰塵，繼續往下走，無論還能活多久，都盡可能不受疾病影響。身體的狀況或許不允許他們以原本的強度從事原本的活動，但他們仍設法延續過去至今的生活方式。

我開始調整探訪羅蘭的時間，卻發現她早就把節目先錄下來，一集接一集看，幾乎持續一整天。這對我而言顯然不太方便，但能夠看到八十六歲的老太太為了偶像明星而成天喜孜孜，也算值得，而且我也逐漸練就如何搶時間逐步完成程序。她從不曾為自己的行為感到抱歉，我也不認為她需要抱歉，她只是做她自己。

羅蘭的終點也一如她不囉嗦的俐落個性，某天晚上睡去之後，便善終了，再沒見過佰克或我。至少在人世間再沒見過。

壞脾氣的英國病人

「動作快一點！」、「妳就是笨！」是雷蒂最常對我說的話。或許是上帝聽到我的禱告，有天開始她突然就笑臉迎人。她在臨終前對我說：「我的脾氣很差，但妳一直對我很好，親愛的，我打從心裡喜歡妳。」

雷蒂的存在感著實不容忽視。八十歲的她，身高才勉強到我的下巴，體重與一支掃把差不多，卻有著震懾他人的能力。體型上的不足，完全在氣勢上補回來了。

她未曾結婚生子，多年前就離開英國的原生家庭，飄洋過海移民至此。她跟一隻貓住在公寓裡，我想這隻貓必定也跟大家一樣被雷蒂震懾住了吧？因為在我進行家訪的幾個月內，從未見過貓的蹤影。

雷蒂的侄子嘉文是她唯一住在附近的親屬。當雷蒂的健康開始衰退之後，嘉文「不幸」被指定為雷蒂在醫療與財務上的法定代理人。如果有天聽到哪個名叫嘉文的人被封為聖徒，我必定知道是哪個嘉文，以及他何以成為聖徒，我也會無條件愛戴他。

雷蒂直白的待人方式，讓我每每從雷蒂家走出來，都覺得自信心受到重創，但嘉文卻是長時間忍受她的暴躁。我腦中似乎還能聽到他以平靜、溫和的聲音說：「阿姨，妳聽我說……」而當時雷蒂正因為某個問題，或是認為有人犯了她的規矩，而對著嘉文厲聲咆嘯。

我第一次去評估她的狀況時，她用清脆的英國口音責備我：「坐挺一點！要不然妳的身體以後會長歪！」她的表情實在嚇人，所以我完全沒膽子反駁她：「五十歲的我，早就不會再長了！」

第二次探訪，她責打我的手，因為她不喜歡我量出來的血壓數字。啪！她命令我：「再量一次！」然後再量第三次。啪！我想她得聽到令她滿意的數字，才會准許我寫在報告上吧？不過她卻放棄了，說：「妳現在弄得我整個人發火，量血壓還有用嗎？」

另一次家訪，她指責我太常說「OK」，說我這樣是「沒禮貌」，而且「顯然缺少智商」。之後她一見我就說：「動作快一點！」或是「妳就是笨，是吧！」在她面前，我什麼都做不好，起碼她是這麼說的。

然後有一天，沒來由的，她就變了個人。或許是我每次按她家門鈴的同時都在心中禱告：「主啊！求祢別讓她咬我。」開玩笑的啦！其實是：「主啊！求祢幫助我瞭解雷蒂。」但雷蒂突然就笑臉迎人，眼神好似星光閃爍，令我無法想像那是可以屬於雷蒂的眼神。

後來，她央求嘉文買拍立得相機給她，之後每一位訪客都必須跟她拍照，她還學會怎麼在電腦上放大照片，在訪客下次前來的時候展示給他們看。雷蒂一向難相處，從不讓人幫她拍照，如今卻如此反常。這個新的雷蒂經常眉開眼笑，也開始放鬆並享受生活。我也逐漸喜愛她。

雷蒂接受安寧療護的病因是嚴重的肺部慢性疾病——慢性阻塞性肺病。確診幾個月後，她身體開始衰竭，不再有力氣對任何事情多加堅持、抗議或罷凌他人，甚至也不再拍照，她顯得既順從又虛弱，多數時間都在睡覺。

一個星期五，家訪就要結束時，我說下星期一會再來看她，她哭了起來，第一次願意讓我握她的手。

她說：「我的脾氣很差，但妳一直對我很好，親愛的，我打從心裡喜歡妳。不過，星期一我已經不在這裡，我明天就要死了。」我抱抱她，等她睡著才悄悄離開。

就如她鐵石般的英國個性一點也不假，雷蒂第二天果然在睡夢中善終。我把她眉眼含笑、雙眸晶亮的照片放在時時可見的地方，也好時時想念我最愛的暴躁婆婆。

深夜道別

那位攔住我車、善意提醒我沒開車燈的警官，相信就是同樣也當過警察的李察，正在另一個世界冥冥中守護著我。

李察剛開始接受安寧療護時，仍是他一貫獨立、威嚴的模樣。他在二次大戰是海軍飛行員，之後又成為極具威望的警探，曾於中西部某個都市擔任警察首長，一生充滿傳奇故事。但他鮮少提及此事，似乎在擔任軍人與警察的這兩種職位時，都經歷過不少傷痛。只要警官身分一上身，他就會說：「看著我的眼睛回話！判斷謊言可是我的專業！」我在他身邊一定規規矩矩，絕對不冒險說任何謊言，否則必會被他識破。

身體還好的時候，李察常愛突如其來給訪客出考題，就為了看對方發窘的表情。他時不時也消遣我一下，最後總看著不知所措的我說：「沒事，只是開開玩笑！」我想他是為了保持過去身為警官的能力，同時尋點樂趣吧！即便他時而唐突，甚至暴躁，但我每次要離開前，他總是溫柔囑咐：「注意安全！」

大約三年期間，李察因為帕金森氏病而進出安寧病房，一生堅強、果決的男人逐漸變得虛弱，也逐漸無法掌控與打理環境、生活，甚至自己。因為他完全清楚自己的衰退，看起來就更令人心疼。李察的心情交錯了憤怒、哀傷、悲歎、苦澀，但他硬是不接受事實。而這就是安寧療護團隊的工作了，我們必須幫助他接受事實，讓他的病況與生命都能妥適劃上句點。

李察的死來得突然，安寧療護團隊都不在他身邊。雖說是個嚴厲的長者，但我們其實都真心喜愛他，那天早上接獲他的死訊時，我不禁流下淚水，心中有強烈的失落感。

當天晚上，我完成一位病人的家訪，正開車回家，轉了個彎之後，發現後面出現紅藍色警車燈。我有些困惑，停下車想著：「我做了什麼嗎？」一位年輕警官走到車窗邊，用手電筒照著我的眼睛，說：「妳好！妳知道妳沒開車燈嗎？」

我嚇了一跳，發現他說得沒錯，便解釋我剛才去加油，一定是忘記再開燈了。我還沒說完，他又質問我：「在哪裡加的油？」

我沒想到他會問這個，竟答得呑呑吐吐：「嗯……在後面那個……你知道……可以洗車的，嗯……就在那個角落……嗯……」沒錯，我開始發窘了！

警官突然笑了笑，說：「沒事，只是開開玩笑！」他又問我住在哪，啞然的我只是指指前方。他說：「晚安！注意安全！」他用指節敲兩下車門，咧嘴笑笑，走了。

從那笑容……我看到了李察的氣概，以及他最後的道別。

下一站，是何處？

我對於死亡已有堅定的信念，所以當熱愛觀星的逝者的另一半告訴我，對方是到另一個星系時，我才發現自己所瞭解人類對死亡與來生的信念，或許只是一小部分而已。

我對於死亡經驗已有堅定的信念。眾人皆知的事實是軀體即將停止存活，但對於其他可能發生的狀況，許多人都持有不同的信念，主要可以分為以下兩派。

具有宗教信仰者相信：靈魂將升天或前往棲息之處；靈魂是小火花，將重回大火焰之中（亦即其所信仰的主）；靈魂將選擇另一個軀體，再回到人世經歷另一個生命。總之，具有信仰的人都認為人死之後，靈魂將前往「另一個地方」或「更美好的地方」。

另一派則認為此生結束後，再無任何精神性的存在。我曾聽過這一派人士說：「一旦軀體滅亡，一切就結束了，即便有魂魄，也是隨軀體一同滅亡。」甚至有人認為死後儘是空無，只是一個「大黑洞」。

身為安寧療護團隊的護理師，我認為自己沒有權力或職責去影響他人的信念，特別是牽涉到神靈或宗教之事。

這是我必須認知並遵守的分際，即便不認同或理解他人的信念，亦須予以尊重，絕不可將自己的想法強加在他人身上。但時而亦有難為之處，例如某位病人的狀況：丹尼斯終其一生抱持「大黑洞」的信念，當他自己面對生死交際，這個想法卻有些駭人，他在最後的時日中，對死亡產生迫切的疑問，渴望能有人如實為他解惑，讓他感到寬慰。當時我多麼希望能將自己所抱持的、能夠撫慰人心的單純信念與他分享，讓他跟我一樣不再恐懼死亡，但我只能透過溫柔撫觸與情感交流，試圖減少他的恐懼。

以下是病人分享的特殊信念，就他們所信，認為人死後……

- 一切空無，軀體化為塵土。
- 回到失去天父恩寵之前的伊甸園。
- 靈魂回到上帝跟前接受指示，然後在幾個月或幾年之後再度降臨人世，進入另一個軀體，讓人類有機會提升自己，變得更像上帝。
- 好人得以洗滌罪惡或上天堂，壞人則下地獄，永不得轉世。
- 轉世化為某種生物，甚至可能是昆蟲或禽獸，從另一個角度理解宇宙。
- 成為宇宙中的星星。
- 終於理解自己在萬物中的地位，領悟自己與過去以來所有一切的關聯。
- 什麼也沒有，軀體腐化後，人就永遠消失。
- 軀體死後，靈魂以能量的狀態繼續存在。

某天晚上值班時，我接獲一位先前並未照顧過的男士在家死亡的消息。我走進狹小又擁擠的房子，無法不注意牆上貼滿行星海報、哈伯太空望遠鏡拍攝的照片、星系圖、螺旋星雲（上帝之眼）、銀河，以及土星的彩色氣體。房中四處堆放星象類的雜誌，顯然是熱愛觀星人士。

我詢問死者的病史，妻子說他在六年前被診斷出肺癌。我想到他病了這樣久，便安慰她說，她丈夫現在已經在一個「更好的地方」了。

她轉頭看我，雙手交叉放在腿上，挑起眉毛，語調客氣但尖銳的問：「喔？真的嗎？那妳說他到底在哪裡呢？」

無論就各種信仰而言，我所說的話都是良善的表述，因此對她的質疑有些意外；但我也解釋，就我個人的信仰而言，他就是回到創世主、上帝身邊，回到我們稱為「天堂」的靈魂家鄉。

她睜大眼，不可置信似的說：「哇！妳的答案也太離譜了！」現在我的好奇心也被挑動，於是問她認為丈夫去哪了？她很篤定回答：「當然是去了另一個星系！」我這才意識到，我在工作上所瞭解的人類對死亡與來生的各種信念，或許仍只是一小部分而已。

接下來，在我們等待葬儀社人員抵達之前，我都只談些不會有爭議的話題，以策安全。

〔第六部〕

說個笑，輕鬆一下吧！

天際的閃光或許並非星辰，
而是縫隙，
我們所愛之人升天之後，
透過縫隙以亮光照耀我們，
因而我們能知道他們很幸福。

|愛斯基摩人俗語|

對於「安寧療護」而言，「幽默」聽來似乎自相矛盾，但對我們來說其實是不可或缺的，我們也感激偶而能有幽默時刻的出現。安寧療護人員常需面對悲傷、哀痛、失去，能須與有所轉換，自然樂意接受。

幽默時刻總是出乎意料。就像有一次，我要幫一位男性病患更換導尿管，取得他的許可之後就掀起他的院服，只聽他嘀咕說道：「唉！問問老天爺吧！不知道那裡為什麼叫做『私密處』，只要你生病了，大家都可以自由觀賞，應該叫做『公開場合』才對吧！」我笑得實在太厲害，幾乎無法完成手續。

以下五個故事描述了幾位病人與家屬製造的笑料，為我們少有喜感的工作帶來些許寬慰。

太多資訊了！

朵莉一直想自己規劃葬禮，
虛弱的她已無法親自跑腿，一切都有賴家人悉心處理。
處於半昏迷狀態的她，聽到丈夫細心規劃的諸多喪禮流程時，
虛弱地回應道：「那得花多少錢啊？」

朵莉的肺癌正奪走她的生命。她住在家中，由家屬照料。兩個十幾歲的女兒珍恩與珍妮從未如此近距離接近死亡，但也非常盡心提供照顧與關懷、料理母親所需，繼父丹尼也提供協助。丹尼是粗獷的卡車司機，卻也十分有愛心，總是最專心聆聽我們的衛教，而且謹記在心，只希望盡所能讓妻子感到舒適與滿足。

我剛開始到朵莉家進行探訪時，她白天都獨自在家，因為女兒要上學，丹尼要上班。沒多久之後，朵莉顯然已無法獨處，她越來越虛弱，無法處理自己的需求。無論這可能造成多少不便，但都是無法忽視的安全問題，病人的身體功能已

經受損，若是去上廁所或去廚房喝水時跌倒，都可能導致嚴重的後果。

到了這個階段，居家環境最好能加裝家用醫療設備，病人的日常生活才能更便利與安全。相關設備的種類繁多，例如浴室的安全握把、助行器、輪椅、病床、床上餐桌、搬移病人的裝備，以及床邊便器等等，這些還只是基本設備。

除了病人之外，醫療人員也會經常擔憂居家照護者的安全，也就是病人貼身的照顧者。不論是搬運重物、移動病人，甚至只是頻繁彎腰，都可能造成照顧者的傷害。如果照顧者受傷，所有人就要面對新問題：接著該由誰照顧病人？原本一直堅持照顧自己的朵莉，現在也同意在家中加裝醫療設備。換好病床之後，她的狀況已開始每況愈下，再也無法下床了。

朵莉一直想自己規劃喪禮，這並非不常見，有些人或許覺得匪夷所思，但是當病人已經接受了死之將至的事實，能夠自己挑選喪禮的音樂、花、喪服，也能為他們帶來安慰與完結的感覺。

朵莉無法親自跑腿，便託付丹尼處理，即便已十分虛弱的她卻不忘叮囑丹尼：「大家要瞻仰儀容，所以你不要忘記幫我戴假髮……還有魔術胸罩。」她已經有假髮了，至於另一樣需求，珍恩與珍妮聞言立刻出門採購。

丹尼去了一趟葬儀社，回家之後顯得既高興且安心，因為他已經把朵莉的要求都安排好了。他壓低聲音告訴我，朵莉的棺材很漂亮，不是最昂貴的，可也不便宜，他還說朵莉的骨灰將與其他家人一起放在一個塔墓裡。我想到朵莉一直都想參與喪禮的規劃，便鼓勵丹尼把他的安排告訴朵莉。

朵莉此時已經處於半昏迷狀態，但還能被喚醒一段時間。我不確定她是否能回應，但她若知道自己的想法都會實現，必定感到安慰。

丹尼俯身告訴她：「親愛的，妳想要的，我都已經安排好了。」朵莉沒有反應，丹尼抬頭看看我，我點頭鼓勵他繼續說。「我還好棺材，妳一定會喜歡，記得威斯康辛州的車屋嗎？就跟車屋廚房面板是一樣的顏色。那個……還有塔墓，妳的位置很棒，是最上層的右上角。」丹尼越說越順口似的，又繼續說：「還有，親愛的，從妳的位置劃個對角線到左下角，你知道嗎？就是妳姊姊的位置呢！」

　　我聽得不知該笑或該哭。此時朵莉發話了，她睜開眼睛看著丹尼，輕聲問道：「那得花多少錢啊？」

安寧療護與倉鼠

我四歲的孫女，傷心將寵物小倉鼠的屍體放進彩色盒子裡，然後埋在紫丁香樹下。她流下小女孩的眼淚，接受了必須面對的第一個死亡。

死亡是生命的一部分。每一個人終將經歷所愛之人的離世，若能讓孩童有機會見證自然界的死亡或其他方式的離別，或許能讓他們有心理準備，以面對某一天失去所愛之人的必然衝擊。

我們都見過孩子為小動物悉心準備喪禮，或許是院子裡發現的死蟾蜍、從鳥巢落下的幼鳥，或是因病或年老而死去的寵物。孩子用樹枝與繩子做成小十字架、用蠟筆在石頭寫上「毛毛」等寵物的名字，讓小動物安息在自家後院。

我四歲的孫女芮萌娜對我的工作並不瞭解，但她知道我「幫助生病的人覺得舒服一點」，有時候則「幫助他們上天堂」。才四歲的她，從未見證死亡，但知道那是很嚴肅、無法挽回的事。

芮萌娜養了兩隻倉鼠，吉肥與拖拖。一天早上醒來，她發現吉肥與拖拖打了一架，吉肥正在流血，很虛弱。我女兒判斷吉肥可能活不了了。

她告訴正在掉眼淚的芮萌娜：「有時候，養寵物的人因為很愛寵物，不忍心牠們太痛，所以就會讓牠們安息。」

芮萌娜靜靜想了一會，然後很認真的說：「打電話給外婆，她知道怎麼辦。」

為了幫助芮萌娜面對失去迷你朋友的哀傷，我坐下來跟她談一談她在迪士尼卡通片裡面看過的死亡，她看起來好像在思考，然後有所領悟似的說：「我知道了，就是『生生不息』。」那是她最喜歡的《獅子王》主題曲。

芮萌娜用柔軟的面紙讓小倉鼠躺得舒服一些，並且一直跟牠說：「沒關係喔！沒事的！」芮萌娜很高興自己能為吉肥做這些。吉肥又活了一天，就如我們預期的死了。

芮萌娜一邊傷心，一邊讓迷你朋友躺在彩色盒子，然後埋在紫丁香樹下。這個四歲的小女孩在我們的引導之下，流著小女孩的眼淚，接受了她必須面對的第一個死亡。

服藥的新發明

加了嗜口的調味劑，像是薄荷、覆盆子、柑桔、巧克力，藥物還是有苦味，媽媽都一口吐出來，怎麼辦？女兒們想出的新方法是……把嗎啡滴在媽媽的肚臍上！

當病人太過虛弱而無法正常呑嚥，我們就會設法以其他方式給藥，像是使用貼片，讓藥物透過皮膚吸收；或是給予病人舌下劑，以小滴管施用液態藥物，稠度大約類似糖漿，滴在舌下或靠近臉頰處，藥劑可從口腔黏膜組織直接進入血液系統，病人就不必呑嚥藥丸。還好有這些用藥方式，我們才能在病人過於虛弱、甚至無意識的狀況下，還能處理疼痛、焦慮、鼻塞、呼吸困難等症狀。

為了調和藥物的苦味，藥劑師常會在舌下劑添加更嗜口的味道，綠薄荷是最常使用的調味。家屬經過醫護人員的用藥指導之後，大多都能有效判斷病人症狀，並能正確用藥，提升病人的舒適度。

羅患肝癌的賈姬即將善終，我們要施用舌下劑控制她的疼痛與焦慮，但不論使用什麼味道的藥劑，像是薄荷、覆盆子、柑桔、巧克力，任何你想得到的味道，她都一口吐出來，說：「我還是覺得有藥味！」

一天傍晚，她睡得極不安穩，兩個已經成人的雙胞胎女兒蘇伊與莎拉打算偷偷餵藥，想讓母親舒服一些。她們從衛教得知，藥劑可以從口腔黏膜直接進入血液，但兩人商量之後，決定嘗試另一個途徑。

第二天早上，兩人在門口迎接我，驕傲的說她們發明一個突破性的用藥途徑，她們趁賈姬睡著，悄悄進入房間……把嗎啡滴在母親的肚臍眼上！所以我可得再做些衛教了。我雖不贊同，卻覺得這也太逗趣了吧！但只能在心裡暗笑。

我問她們賈姬昨晚睡得如何。

「好極了！」她們說：「一覺到天明！」

就正確程序而言，等於自我上次家訪以來，賈姬就沒再接受疼痛治療，我有些擔心她是否不舒服。我繼續忍著笑，問她們賈姬早上醒來有沒有覺得怎樣。

她們互看一眼，異口同聲說：「覺得黏黏的。」

他們真的這麼說嗎？

我的病人曾問過我形形色色的各種問題，像是：「得花幾光年才能到天堂？」、「我的翅膀會有多重？」、「在天堂可以穿任何顏色的衣服嗎？我穿白色的不好看。」……我無言以對。

這些年來，我從病人那兒不知聽了多少令人捧腹的妙語，有些病人甚至是已經做好死亡準備的人。

以下的如珠妙語都是來自於我與病人的真實對話。

我坐在雙人沙發上，幫一位百歲老翁量血壓。

我說：「瓊斯先生，你今天的血壓有點高。」

瓊斯（漲紅了臉）：「那是因為我的手放在妳的膝蓋上。」

我正在評估病人艾爾希的舒適度。

我：「什麼時候會痛呢？」

艾爾希：「嗯……痛的時候。」

一位女性病人伊瑟說，她入土的時候，希望身邊有個會滴答走的小時鐘。

我：「為什麼要時鐘呢？」

伊瑟：「這樣可以讓我在習慣自己死了之前，還有個聲音能聽著。」

某些病人認為，既然安寧療護人員對死亡知之甚詳，必定也對天堂非常瞭解。以下都是我們與病人討論死亡的時候，病人提出的天真問題。

妳知不知道得花幾光年才可以抵達天堂？

護士小姐，我的體力大不如前了，妳知道我的翅膀會有多重嗎？在天堂可以隨意穿任何顏色的衣服嗎？我穿白色的不好看。

某些問題有如天外飛來一筆。

病人：「你們要經過什麼特殊考核，才可以當安寧療護護理師嗎？」

我：「你的意思是指護理師特考嗎？」

病人：「不是，我是說『善良程度』的考核。」

我在清晨抵達一位病人家，身上穿的是顏色鮮豔的護士手術服，她一臉意外問我：

「你怎麼穿睡衣來了？是起太晚了嗎？」

有個一百零四歲的病人已如風中殘燭，我問她知不知道自己為什麼如此長壽，她答道：

「我不知道……但千萬別學我！」

一位老紳士經歷了幾次健康危機，有一天看著我，傷感的說：「我告訴妳，變老這件事，可不是娘兒們受得起的！」

一位病人的進階版需求是：她早上醒來，要看到自己身上穿著粉紅色睡袍，一手拿電視遙控器，另一手拿貓王照片。（沒錯，我們的確照辦了。）

笑點有時並非來自病人說的話，而是情境。

我指導一位病人的女兒使用大棉花棒沾水，在父親無法飲水的時候，幫父親濕潤嘴唇。幾天後我發現，在父親的要求之下，她用棉花棒沾威士忌擦父親的嘴。

我協助一位家屬進行妻子的火化，正跟他討論骨灰罈。但不論我糾正他幾次，他老把骨灰罈（urn）說成尿壺（urinal）。「火化之後要等多久，我太太才會進尿壺？」（你能想像那個畫面嗎？）

有一段時間，我特別忙碌與疲勞。一位病人與家屬想給我打氣，就準備了一場驚喜。我前去家訪，發現病人打扮成照顧者，照顧者打扮成病人，病人的女兒打扮成家訪醫師，甚至打上醫師常打的條紋領帶、穿上藍色醫師袍，手上還拿著記事板！

一位就要臨終病人原本的志願是喜劇演員，他設法在每句話都用到「死」這個字。他可厲害了：

我太吵，他就說：「死人都給妳吵醒了。」

我反對他說的話，他就說：「妳就是死都不承認是吧！」

我要離開時，他提醒我：「記得把門鎖死。」

如果我們對醫療措施有歧見，他就說：「這事陷入了死局。」

他已經病了很久，疾病造成的限制讓他很不耐煩，他說，等大限到來那日，他一定會「高興死了」。

勇敢的大衛

在確診後只剩一週生命的大衛說道：
「一星期有點短，但已經夠安排喪禮。」
從抬棺人名單、喪禮放的音樂，到遺物的分配，
全都已規劃妥當。

我的新病人是二十七歲的男士，罹患末期惡性黑色素瘤。

起初我實在不確信自己能否冷靜執行任務。他只比我兒子略長幾歲，我如何能鎮定面對他？不過，一見到大衛，我卻立刻感到自在，那是因為他也很自在。即便以我的年紀，尚且不願撒手或交出生命，我不懂，年輕如許的他怎能這般從容面對死亡呢？

大衛在門口迎接我，面帶笑容跟我握手。他的眼珠如綠寶石一般，但我看了他一眼，就知道他病得不輕。他完全沒有頭髮，皮膚的色澤與質感就像灰色的汽車座椅，顯示病況十分嚴重。

大衛告訴我，他在三週前才確診，但之前已經不舒服好幾個月，只是選擇忽略自己的症狀，待確診之際，病程已到末期，醫生判斷只剩約一週的生命，所以他搬回家住，由父母與弟弟、妹妹照顧他。

「一星期有點短。」他說：「但已經夠安排喪禮。」大衛竟能如此平靜討論迫近的死期，我已非常詫異，更想不到他還能安慰別人的傷心。我不只一次看到他擁抱母親與父親，溫柔的問：「你們還好嗎？」

我前去家訪時，大衛把規劃喪禮的筆記拿給我看，其中一頁是他挑選的抬棺人名單：弟弟和好友，另一頁是他挑選的音樂，有三個樂團：皇后、史密斯飛船、旅行者，還有一頁寫著他要把什麼東西留給誰，從內衣到車子都分配好了。這個年輕人的生命甚至還沒機會開展，卻能平心靜氣接受一步步逼近的死期，我不由得充滿敬佩。

最後一次見到大衛就在他善終之前，他轉頭對我說：「我很感謝安寧病房的照顧，如果可以，我很願意幫你們拍廣告。」

他轉個頭，好似面對鏡頭，以他獨特的風格笑著說：「找安寧病房準沒錯！有他們在，往生也變開心囉！」

第七部

文化差異

任何形式的改變，即便是自己渴望的改變，
也有令人憂愁的一面，因爲被拋在身後的，
也是一部分的自己。
你必須終結一個人生，才能進入下一個。

|法國小說家．法朗士（Anatole France）|

若是因為職業所需而經常進入別人的居家環境與私生活，便能觀察到過去無法想像的各種生活方式與家庭動態，並能領略不同家庭在文化、社會、教育、經濟上的差異，這些經驗必將消弭任何人身上可能潛藏的種族優越感。

有些人或許以為自己的思想、生活、行為都是唯一的方式，一旦有機會涉足另類世界，這個想法便會立刻瓦解。每個人的社會化過程與生活經驗都可能有差異，你的常態或許是另一個人的奇事。身為註冊護理師專案管理人的我，這些觀察一直是工作中非常有意思的一部分。

透過以下幾個故事，讀者可以一窺安寧療護護理師在每日工作時體驗到的差異性。

印度公主

在華麗的豪宅中，
擠滿前來哀悼的近百位親友。
我為那位因乳癌病逝的印度美女的大體淨身、更衣、化妝，
安詳的她看起來就像童話故室裡的異國公主。

我值班的時候接到一個任務，一位年輕的印度裔女士因乳癌而在家善終。從分診護理師的報告看來，她的家屬只有丈夫與十二歲的兒子，因此當我抵達她家的豪華宅邸時，看到門廊排放不下百雙鞋子，心中有些意外。

我依照這家人的習慣，也脫下鞋子，然後敲敲門。應門的是中年東印度男子，只以手勢示意要我跟著他。我們穿越大廳進入另一個空間，一轉彎就看見約莫百人，男人與女人分別站在兩側，幾乎擠滿起居室、廚房、走廊，但他們非常安靜，一根針掉到地上都能清楚聽見似的安靜，大家全都看向我。

起居室中央的病床旁站了兩個人，我上前詢問他們是不是夏克蒂的丈夫與兒子，他們點點頭，我又問他們夏克蒂死得是否安詳。

丈夫帕班睜大眼睛看著我，用不流利的英語說：「我不知道，我們不確定她是不是死了。」

我拍拍他的肩膀，然後走到床邊。床上躺著一位絕色美女，五官與輪廓無一處不完美且細緻，像稚嫩的小女孩一般，雖已往生，她的美依然懾人。

我想帕班之所以說他不確定妻子是否已往生，或許是因為無法接受事實。夏克蒂顯然已經沒有呼吸，綢緞似的皮膚也逐漸失去血色。雖然知道她已經沒有心跳，我仍依照程序，將聽診器貼在她的胸口，聽了半分鐘後，才輕聲告訴帕班：「您的夫人已經往生了。」

原本寂靜如空屋的起居室，此時爆出一陣聲響，女士們大聲哭號，彼此痛心擁抱，另一側的男士們則是三五成群，揮動雙手高聲哀嘆。我一時不知如何安慰這麼多人，但直覺認為應該靜靜在一旁等候，經過幾分鐘的觀察，我瞭解了這是夏克蒂的親友表達哀傷的傳統方式。

一段時間後，我跟帕班說明在家死亡的程序，我必須打電話通知相關單位。然後我問他，在大體被送往葬儀社之前，是否要我先幫忙洗澡更衣。他感激的對我微笑一下，便離開去準備衣服與洗澡用品，這時有兩位女士走過來說：「我們來幫忙。」她們是夏克蒂的好友與妹妹。

帕班把東西送過來之後，向親友宣布了什麼，起居室瞬間清空，只留下美麗的夏克蒂、她妹妹、朋友，以及我。兩位幫手讓我主導，她們站在一旁，一位捧著一疊乾淨的衣物，另一位端著一個精緻的彩繪碗，裡面盛滿馨香的水。我們細心且溫柔的洗淨夏克蒂的大體，再幫她搽上護膚油。

夏克蒂因為幾個月的化療而掉髮，現在才剛要長回來。新生的髮絲如羽絨般柔細，但又短又亂，與她的絕美容顏極不相襯。她妹妹拿了個盒子過來，裡面是一頂烏黑滑亮的假髮，我幫夏克蒂戴上，順了順髮絲，她看起來美極了！那位朋友又拿兩個盒子到床邊，大盒子是華麗的紅色衣料，邊緣織著金絲，如蜘蛛網一般巧奪天工。

我們幫夏克蒂穿上寬鬆的褲子、露肚上衣，再用幾碼長的布料為她裹成印度傳統紗麗服。這時她們打開小盒子，把裡面的黃金與珠寶一一為夏克蒂戴上：六條項鍊、十幾個手鐲、一副耳環、幾個戒指，還有額頭中央一個精緻的吉祥痣。

我退開一步看看夏克蒂，她儼然是美麗的印度公主，就像童話故事裡的異國公主。我可以想像她生前參加宴會或是當新娘的時候該有多麼美麗，她的丈夫該有多麼驕傲，也瞭解何以有上百位親友前來哀悼。她的美令人屏息。

帕班與眾親友又回到起居室，我想他們必定與我一樣，為這美的化身而讚嘆。

幾分鐘後，禮儀師前來迎接大體。帕班神情有些焦急，走過來問我是否能讓眾親友跟靈柩車一起前往殯儀館。我盤算車輛需求，再看看手錶：清晨兩點四十五分。雖心知不可能，仍出自於對帕班的尊重，上前詢問禮儀師。

禮儀師苦惱了一會，轉頭面對哀傷的帕班，撫著他的肩膀，溫和的解釋葬儀社無法容納這麼多人，但他會好好照顧夏克蒂的大體，就當是自己的家人一般。他說的話讓帕班感到安慰，也點頭接受了。

我協助禮儀師將夏克蒂移上輪床，小心翼翼為她覆蓋暗紅色絲絨布。禮儀師推著輪床出門，親友們以四位一排的隊伍，男士在前，女士在後，跟著走到外面的靈柩車，一路吟唱祈禱文，一直跟到街上。我則獨自站在宅邸門前，看著這位印度公主的送葬隊伍。

安寧療護與特種警察部隊

瘦到令人心痛的貝絲，躺在空氣不流通、到處堆著髒衣物的房間裡，卻仍堅稱兒子會照顧他。這樣的「照顧」，也包括三天內就讓媽媽用完一整瓶嗎啡止痛嗎？

病人的入院文件上寫著：「敲前門，然後自己進去，沿走廊直接到後面的臥室，就會看到病人貝絲。」這……我從先前的報告已經知道，五十七歲的貝絲罹患多發性硬化症，臥床不起的病人應該不太可能獨居。

我抵達她家，發現房子破敗不堪，前門、紗窗、油漆，無一完好，院子雜草叢生，與鄰近的房子是強烈對比，以貝絲多年的病況，必定無力維護居家環境。

我敲敲門，等了一會，心想一定有人跟她在一起，但第二次敲門還是無人回應，我便開門走進去。

應該是起居室的地方，所有的簾子都拉上了，因此室內有些昏暗，還有一種空氣不流通的陳腐氣味。並排的沙發上癱睡著兩個年輕男子，我幾乎沒發現他們的存在，我從旁邊走過，他們動也不動。

走廊盡頭是貝絲的臥室，她躺在病床上，削瘦得令人心痛，腿部肌肉萎縮得像麻花捲餅，許久沒洗的頭髮在頭頂綁成馬尾。房間每個角落都堆著髒衣物，床單皺得像灰色抹布。

她的表情陰沉，說：「我很好，我不需要幫忙，我不要你們幫忙，我兒子會照顧我。」我柔聲解釋道，安寧療護服務可以為她代勞許多她無法自理的事：洗澡、更換床單、整理房間，甚至可以給付藥物與醫療設備，讓她舒適一些。

貝絲一臉不高興，不願意看我，但臉上的陰沉少了許多。她不情不願接受了我的檢查與評估，然後我幫她翻身檢查背部，發現骨盆位置竟有個開放性傷口，這個褥瘡就跟手掌一般大！上面的敷料也都髒了。我清理傷口、換敷料的時候，貝絲顯然非常痛，於是我立刻打電話請她的醫師開嗎啡。

貝絲只接受少許劑量，就已不再疼痛，人也放鬆許多，開始說起她喜歡看什麼電視節目，她說兒子上夜班，所以白天都在睡覺。我想，情況若是如此，兒子能照顧她的時間豈非十分有限？

我將一瓶嗎啡留在床邊，並說明使用劑量與頻率。在換好床單、稍事清理房間之後，我準備離開。途中又看到那兩個年輕人，睡姿跟我一個半小時之前進來的時候一模一樣。我安安靜靜的離開了。

三天之後，我前去做第二次家訪，再次經過兩個沉睡的年輕人，但這次刻意沒那麼輕手輕腳，喔？等等！這次睡了三個人，其中一個躺在地上。

我還沒進貝絲的房間，就聽見她說：「我需要更多嗎啡，我一直痛，所以都用完了，真的很有用呢！」我腦子裡響起警鈴，她在三天之內用完一整瓶嗎啡？她強調是她每兩小時就用一次，那是我告訴她的最高使用頻率，是因為她的疼痛很嚴重，醫師才給了這樣的用藥指示。

我打電話給藥局申請第二瓶嗎啡，掛上電話後，轉頭看到一個衣冠凌亂、二十出頭的男人站在門口。

他的視線越過我，也沒跟我打招呼，只問：「媽，妳有跟她說妳需要更多嗎啡嗎？」

貝絲說：「有。」他聽了轉頭就走。我問貝絲那是否是她兒子，她立刻武裝起來。

「是。」她說：「他對我很好。」之後我只要稍微提及她兒子，她就一臉陰沉地瞪視我。我離開的時候，看到貝絲的兒子又回復到方才的姿勢，繼續酣睡。

我打電話給經理，告訴她我對貝絲的狀況感到擔憂，其中當然也包含嗎啡的用量。此外，雖然她嘴上不承認，但家屬顯然並沒有照顧她的需求。經理表示將在兩天內召集安寧療護團隊與行政人員，開會討論貝絲的照顧計畫。

一天後，護佐吉兒打電話告訴我：「我剛剛幫貝絲洗澡，正要離開，她要我通知妳，她需要更多嗎啡。」貝絲的疼痛不可能如此嚴重，此外，吉兒也說貝絲並未得到任何照顧，看起來又餓又渴，身體也不乾淨。於是我打電話給社工師瑪麗，說明我的憂慮，請她跟我在貝絲家會面。

我到貝絲家的時候，一樣無人應門，一樣看到兩個年輕人睡在客廳沙發上。我輕聲跟貝絲打招呼，開始檢查她的身體狀況，一邊設法詢問嗎啡的使用情形，以及她兒子到底有沒有照顧她。

此時我從眼角餘光瞄到右邊窗戶外面有動靜，一抬頭卻什麼也沒有。幾分鐘後，我又看到另一個窗戶外也有動靜，這次看見的是個身穿黑衣與長外套的男人，從後院草坪朝屋子走過來。

我正幫貝絲套上乾淨長袍時，就聽見兩聲巨響，前門與後門應聲而開，事實上是被踢開的。我從貝絲的房間中央可以看到，現在前後門都站著穿黑衣與長外套的男人，手中都握有槍。屋內某處發出躁動聲，黑衣男就朝聲音的方向衝去。貝絲和我都呆在原地，我們嚇壞了，直到其中一個黑衣男走過來，讓我看警察徽章，然後要我跟他去客廳。

他們把窗簾都拉開，我這才第一次看清客廳的凌亂，貝絲的兒子與另一個年輕人都上了手銬，正被警察搜身。茶几上有止痛劑與安非他命的空瓶、嗑藥工具，以及兩瓶用完的嗎啡。最後，警察帶著這兩個人離開了。

社工師在幾分鐘後抵達，我們盡可能安撫貝絲，並安排讓她當天下午就進入安養中心。在救護車前來帶她去新家之前，她告訴我，那些嗎啡都不是她用掉的。後來貝絲在安養中心受到妥適的照顧，也能適當用藥，並接受安寧療護服務，直到幾個月後往生為止，她都沒再見過兒子。

貝絲原本很可能得自己一人默默受苦到死，我相信是上帝的指引，我們才有機會提供協助，貝絲也才能在生命中的最後幾個月獲得安詳與舒適。

山洞與蟑螂

昏暗的光線中，我瞥見沙發裡至少有幾十隻蟑螂跑出來，趕緊對仍渾然不覺的見習生大喊：「琳達！拿好妳的筆記本，過來坐我旁邊。」

她往後靠在沙發上說：「沒關係，我坐這裡很好。」

不論是安寧療護人員或居家健康管理師，有時須能憑直覺臨機應變。當我們接下新病人，必須面對家屬，或是首度前往病人家中探訪，都可能怯生或不安。雖然專業訓練就包含各種狀況與人性的應對策略，但某些狀況仍會超過我們的能力或職責範圍。只要我們感覺到不安全，其實依規定就不必停留，有時我們因此在探訪程序尚未完成之前，就先行告辭。

讓我舉幾個例子：病人的女兒精神狀況很不穩定，她曾經擔任芝加哥市警，還持有槍枝；病人或家屬曾有使用毒品的紀錄，並且在先前的醫護人員探訪期間有吸毒跡象；以及病人家中飼養兇猛大型犬等等。種種潛在威脅不勝枚舉，還曾有某位病人的家屬實在太容易失控，每次家訪都必須請警察陪同。工作人員必須仰賴經驗與洞察力，方能判別四周環境是否安全。

某天早上，一位護理系學生跟我約在辦公室碰面，接下來幾週，她要跟在我旁邊見習居家健康照顧與安寧療護，這是她學校課程的一部分。我打算在出發進行探訪之前，先花一小時說明安寧療護的理念，以及幾位病人的背景資料。但我一到辦公室，呼叫器就響起，有一位新病人往生了，我得前去提供協助。病人的報告提醒我注意病人的主要照顧者是智障的兒子，我立刻升高警戒程度。

我想著不知是該帶見習生一起去，或請她留在辦公室等我，最後決定讓她自己選擇。當時我們還沒見面，我完全不瞭解她的個性，也不知道她能否面對這種狀況。她正在會議室接受訓練講習，我敲敲門，一開門看到十幾張臉都轉向我。「琳達？」一位高挑的金髮年輕女孩唰一聲立即起身，面帶自信笑容大步向我走來，主動伸手要跟我握手，我立刻覺得她一定會決定要跟我去。我說明狀況之後，請她自己做決定，她毫不遲疑立刻收拾東西，說：「我們走吧！」

車程很短，我快速向琳達說明安寧療護護理師在病人善終之際必須執行的工作。首先必須視家屬需求提供協助。某些家屬缺少心理準備，失去家人讓他們慌張與哭泣。某些家屬則能面對現實，雖哀傷但卻鎮定，只是叨叨絮絮說著死者是怎樣的人，要我們看死者的照片或生前成就的紀錄。某些家屬希望有更多時間可以握著死者的手，某些人則希望禮儀師儘快接走大體。家屬若包含稚齡孩童，就須請社工師一同前往，以照顧孩子的特殊需求。有些家人通力合作，為死者做好最後的安排，有些則陷入權力鬥爭，各持己見。我們有時必須做漫長的等待，或許是住在遠方的家屬正在趕路，或是等待神職人員前來進行祈禱或宗教儀式。所以我們抵達病人家之後，必須逐一過濾上述狀況，同時盡全力滿足每一個人在悲傷時刻的需求。

完成初步評估，家屬也開始接受各方協助之後，安寧療護護理師便檢查病人的生命徵象，確認全無心跳、呼吸等生命徵象，就正式宣告死亡時間，同時打電話給驗屍官回報病人死訊，並通知禮儀師、醫師，以及安寧療護團隊。此時我總詢問家屬是否要我幫往生者沐浴更衣，他們也常帶著感激大方接受，並挑選母親最喜歡的連身睡衣、父親最喜歡的法蘭絨睡衣褲，或是要求我幫奶奶綁辮子、幫喬伊穿上高爾夫球裝，右手還要握好推桿，口袋放妻子照片，或是幫黛爾瑪姨媽穿上方塊舞的舞衣，因為那是她的最愛。

我的動機是出自於維護病人的尊嚴。他們最後一次出家門的時刻，身上不該有髒尿布或沾汙的內衣，甚至不該穿著醫院的病人服。我知道，即便我沒幫這個忙，他們仍將美麗如新的去見他們的神，但我仍認為，乘載靈魂多年的「皮囊」也應該在啟程之際處於潔淨無暇的狀態。

等待禮儀師的期間，護理師還會用預備好的貓砂或咖啡渣處理剩餘藥品，禮儀師抵達後，則幫忙搬移大體到輪床上。在這最後的時刻，家屬眼見所愛之人（尤其是孩子）最後一次離家，必定特別難過，甚至深受創痛，所以護理師亦需給予撫慰。

我跟琳達做準備的時候，她說從未看過或觸碰過大體，對今天的初次體驗感到忐忑。我請她在家訪過程中若感到不自在就告訴我，有必要的話，她可以回車上等候。

病人的房子老舊破敗，周遭的灌木缺乏修剪，還四處堆疊舊報紙。雖是個溫暖的六月天，門窗卻全數緊閉。門鈴已經脫落，靠電線懸著，所以我的手穿過紗門的破洞，直接敲門。幾秒鐘後，一位顯然欠缺梳洗的高個男子緩緩開門，我柔聲問：「湯瑪士嗎？我是安寧療護的珍妮特，這位是琳達。我接到你母親過世的消息，所以過來提供協助。」他沒有遲疑，也沒開口，退一步讓我們進去。

玄關左邊是餐廳與廚房，右邊是走廊與看似起居室的地方。雖是早上九點，屋內卻陰暗得像洞穴，厚重的深色窗簾密實覆蓋每片窗戶，每個角落都埋在陰影裡。剛從陽光下走進來的我，一時無法適應屋內的昏暗。湯瑪士指指右邊走廊，以嚴重的口吃說：「我媽媽在那裡。」然後他又指指同樣昏暗的廚房，說：「我會在那裡。」湯瑪士踩著沉重步伐離開，琳達與我穿過走廊往起居室走去。

昏暗中依稀可見牆邊靠著一張沙發，沙發前面有穿鞋的兩隻腳。起初我驚訝地心想：「天啊！她坐在沙發上過世了。」琳達和我湊上前去，卻發現兩隻腳上面並沒有身體。一時之間，我心裡確實閃過殺人犯揮斧頭的意象，但定睛一看就知道那是義肢。我回頭看到琳達的表情，幾乎要笑出聲來，她顯然跟我有相同的錯覺。我小聲說：「病人雙腿截肢，這是她的義肢。」琳達的表情這才鬆泛了些。

病床在起居室最右邊，海卓兒就躺在上面。年老萎縮的身體，尤其是止於膝部的雙腿，讓她更顯得嬌小，就像童話故事的老精靈。我察看了琳達的反應，發現她一臉溫柔，伸手撫摸海卓兒的手、臉，驚奇的看著我說：「其實一點都不可怕呢！死亡好像只是靈魂拉開拉鍊，脫下人世間的皮囊，就這樣走了。」

我一邊想著琳達所說的具體意象，一邊幫海卓兒洗澡。湯瑪士依照我的要求拿來乾淨的內衣等衣物，琳達和我盡力讓海卓兒以尊嚴的狀態與生前的家道別。

完成之後，就只待禮儀師抵達，我請湯瑪士坐下來跟我們聊聊，以便評估他的情緒狀態是否能面對母親的死亡，也瞭解他對喪禮安排的想法。湯瑪士似乎沒太多情緒，就算有，顯然也不打算向陌生人傾訴，但倒是願意討論其他事宜。我坐在一張木椅上，他與琳達坐沙發，我開始提問，並觀察他的表情。

昏暗的光線中，我注意到他身後的沙發上有一些快速的動作，東一個、西一個，然後在幾秒鐘內，少說有幾十隻蟑螂從沙發布裡面跑出來活動。湯瑪士無動於衷，琳達渾然不知，我趕緊拿起地上的護士包與資料夾，雙腳縮上椅子的跨腳桿。「琳達！」我說：「拿好妳的筆記本和背包，過來坐我旁邊。」

她笑一笑，往後靠在幾乎爬滿蟑螂的沙發，說：「沒關係，我坐這裡很好。」我提高音量，語氣更嚴厲說：「過來坐在我旁邊。妳要仔細看我做的事。」琳達勉強坐到我旁邊的木椅，看我做完後面的程序，顯然一直不懂我何以堅持要她坐我身邊。

沒多久，禮儀師抵達，送走海卓兒的大體。我告訴湯瑪士，之後將有社工師過來提供協助，他點點頭。

琳達和我在門口跟湯瑪士道別，回到車上，等車子開到看不見湯瑪士的地方，我立刻說：「下車！」琳達一臉狐疑看我跳下車、脱鞋、把護士包丟到路邊草皮上。我想到老一輩說的：你帶一隻蟑螂回家，沒多久就會變成一百隻。我跟琳達解釋原因之後，她驚聲尖叫著跟我做一樣的動作。我後來常想，旁邊的住戶看到兩個護士一邊尖叫，一邊神經兮兮地跳來跳去，不知會做何感想？

後來琳達和我繼續進行當天的例行訪問，她看來既開心又受益。我相信她在第一次家訪就接受「蟑螂洗禮」，必定會在回憶中留下深刻印記。

法蒂瑪的禮物

我的病人是阿富汗裔的美麗女子。待我如同姊妹的她，在我家訪時陸續送我好幾次禮物。臨終前，她決定把自己這輩子最心愛的東西送給我——她的丈夫。

我剛剛接下一位新病人，報告寫著她五十二歲，與我同齡，因為末期子宮頸癌而接受安寧療護，她是阿富汗裔，已婚，兩個孩子的年紀已可上大學。

大門應著敲門聲而開，身形嬌小、膚色黝黑的美麗女子揮手請我進屋，她的笑容羞澀而和藹。我先介紹自己，然後她正式跟我握手，並說：「沒有人叫我法蒂瑪，你也叫我小莉吧！」

之後每次家訪都只見到小莉一人。完成評估與療護程序之後，她就想知道關於我的事。我通常不與病人談私事，堅持「以病人為主」的立場。但小莉總是溫柔催問，最後我甚至讓她知道我曾經離婚，現在剛訂婚不久，準備再婚，也有三個已經成人的孩子。她也談此生最愛的丈夫，以及她引以為傲的兩個孩子。隨著相處時間拉長，我們談了許多關於婚姻與為人母之道，通常都是小莉起的話題。

照顧小莉一個月之後，某天前去家訪，稀奇的看見門前停了好幾輛車，我進了大門就見到小莉的兩個兒子與丈夫比姜在客廳正襟危坐，都穿著扣領襯衫、打領帶，顯然準備去正式場合。家訪過程中，比姜非常殷勤，為我端來好幾盤餅乾、好幾杯茶，近距離站在我身旁，隨侍在側；兩個兒子也不斷跟我閒聊。我有點摸不著頭緒，這或許是阿富汗的習俗？

當時正是冬天，我把鞋子脫了放在門口，以免把雪水或泥巴帶進屋子。等我要離開，準備穿鞋的時候，發現鞋子被擦得亮晶晶，幾乎以為自己出現幻覺。

下次家訪時，兩個兒子不見蹤跡，只有比姜在門口迎接我。這一次完成家訪準備穿鞋時，鞋子不只亮晶晶，上面各放了一顆擦乾淨的蘋果與柳橙。這又是怎麼回事？

自此，每次家訪都會見到比姜，我想是小莉病況惡化，需要他在家照顧的緣故。但再下一次家訪時，除了亮晶晶的鞋子之外，旁邊放的是一整袋新鮮水果，比姜還在一旁攬著我的手臂，扶我走過結冰的車道，送我上車。這樣的呵護舉動未免太甚，我開始覺得不自在，決定下次跟小莉談一談。

小莉和我完成家訪程序，我正準備詢問關於鞋子、水果、比姜的舉動，卻見她拿出兩個包裝好的禮物。我很意外，揚起眉毛問：「小莉，這是做什麼？」她說：「我的好姐妹，這是給妳的禮物，打開吧！」第一個禮物是陶土小屋，屋頂可以打開，小莉說這是茶葉罐。我們這些日子常一起喝茶，她知道我必定用得上，也會珍惜。第二個禮物是一瓶香水，我立刻發現香水的名字是「比姜」。小莉羞澀的笑著說：「這是我最喜歡的。」

我從事安寧療護多年，曾收過許多病人贈送的小禮物，但從未如今日這般。我的心跳開始加速，心中大感不妙，一邊感謝小莉，一邊苦思這到底是什麼意思？沒多久我就知道答案了。

下次家訪期間，小莉已無法下床，顯得既虛弱又煩躁。她緊緊握住我的手，再次叫我：「我的好姊妹。」她已經骨瘦如柴，恐怕不久人世。「好姊妹，」她說：「我要把丈夫託付給妳。」

聽到這裡，我立刻提出抗議，但她繼續以虛弱的聲音說：「我知道妳已經訂婚，但比姜是個好人，我跟他已經討論過了，我告訴他，妳是我親手選的。」

小莉正準備把她最珍視的寶物贈送給我，我內心掙扎著不知該如何安慰她，只知我不能對她說謊。「小莉，好姊妹，我不能嫁給比姜，但我一定會在妳離開的時候，確定他一切安好。」我知道她很失望，但她點點頭，哀傷的微微一笑。

小莉在隔天的家訪期間往生，她走得很安詳，所以我想她必定接受我的決定了。我也遵守承諾，安排專業義工前來協助比姜與兒子們度過哀傷期。

比姜在幾個月後又做了另一次努力，想試探小莉的計畫是否可行，他來信邀請我帶孩子們跟他與兒子一起吃晚餐，我婉謝了。我想我的好姊妹一定能諒解。

〔第八部〕尾思

念摯友

兩個小女孩，一個捲髮、一個直髮；
一個聒噪、一個害臊；
一個藍眼、一個棕眼；
兩人都對彼此滿是好奇，
格紋校服與白挺襯衫，
纖細雙腿與潔淨褲襪，
她們在陽光下的遊戲場玩耍，
一同跳房子、跳橡皮筋，還追著男孩跑。
一眨眼，咯咯輕笑的兩個少女，
分享髮型與妝容的祕密，
互訴心傷與愛戀、夢想與困惑。

再眨眼，兩位新手媽咪，
「奶粉或母奶？」、「奶嘴或拇指？」
「動口責備或動手打個小屁屁？」
彼此雖不知，但兩人都發願：「我要當護士。」
可喜，她倆都遂了心願！
一個迎接新生兒出世，
一個送疲憊的靈魂歸鄉。
熱線與魚雁往返，兩護士分享職場體驗：
「這位病患。」、「那位同事。」、「值班十二小時。」
她們眼觀他人的生命，
心中深思生命的意義。
空巢。幼鳥羽翼漸豐，終於飛去。
綿長友誼歷經半世紀，

似乎我識得自己以來，就已識得她，
怎可能？
如今握著摯友的手，眼看她離去，
但我深知……愛長存。

——珍妮特．威爾紀念摯友凱倫．費萊徹
（Karen Felcher，一九五二—二〇〇九年）

我的旅程

人生在世，致志，行善。
時光洪流帶不走你身後留下的美德，
一生中相遇的千百人永遠記得你就是仁善、愛，與慈悲。
你的名、你的善舉，將如天上星辰一般閃耀。

——喬默思（Thomas Chalmers）

我致力為臨終者服務的原因還有一個，且是完全出自於私心。多年前接觸安寧療護之後，我意外發現能夠幫助我洞悉潛藏內心的自己，若非工作上接觸的人帶給我省思，我不可能發現從未被探知的自己。

我負責的病人幾乎都是沒有明天的人，得到的診斷無異於死刑宣判，他們被迫必須思考多數人不需、與不願面對的問題：「我還剩多少時間？哪一天會是我的死期？」

我深信，因為我為他人提供生命終期的服務，才可能以不同於過往的方式經營我自己的生活。電影《風雲人物》（*It's a Wonderful Life*）的主角貝禮（George Bailey）在意欲跳河自殺之際，天使讓他看到了若他不曾出生，眾多親友將因此過著不幸的生活，他看到自己的言語與行為產生了怎樣的漣漪效應，使得許多人的命運因而改觀。最後他決定拋棄自殺的念頭，並且發願不僅要活下去，還要活得更好。

我覺得自己也獲得與貝禮一樣的賜禮。我為臨終者服務，因而親眼看到生命的脆弱與無常。雖然我與所有人一樣有自己的苦，每日在工作上都會面對疲憊、不耐、恐懼、憤怒，以及失望，但我知道我有選擇權，我可以選擇快樂、寬容、同情、喜悅，把每一天都視為生命的最後一天，心中懷著感恩度日。

為臨終者服務，也為我的生命帶來光芒，照亮了我心中的陰暗角落，讓我懂得選擇拋開負面思考，往正面的方向轉換心思。我面對臨終者，其實也面對了自己，因此我無一日不感謝上帝賜予的機會。

那麼，臨終者究竟讓身邊的人有什麼領悟呢？我想，臨終者教導我們怎麼愛、怎麼允許自己被愛；怎麼原諒、怎麼請求原諒；怎麼自得其樂、怎麼將快樂傳播給他人。臨終者也教導我們怎麼讓塵俗世界的自己與性靈世界的自己有所連結，讓這兩個重要的自己在死期終至而相見的時候，彼此不感到陌生。

或許都是註定，每個生命的終結，都讓另一個生命懂得該活得更好。雖然我不能確知，但從我的親眼見證，我猜想，或許生命過程中最美好的一部分，其實是死亡。

若能繼續活在生者心中，你何曾死亡。

——坎博（Joseph Campbell）

最後瞬間的美好

17年安寧療護工作，真實見證47則平靜安詳的告別故事

作　者—珍妮特．威爾
譯　者—謝凱蒂
主　編—李宜芬
責任編輯—郭香君
執行企劃—張燕宜
封面設計—蔡佳豪
內頁排版—時報出版美術製作中心
董事長
總經理—趙政岷
總編輯—余宜芳
出版者—時報文化出版企業股份有限公司
10803台北市和平西路三段二四○號三樓
發行專線—（○二）二三○六六八四二
讀者服務專線—○八○○二三一七○五
（○二）二三○四七一○三
讀者服務傳真—（○二）二三○四六八五八
郵撥—一九三四四七二四時報文化出版公司
信箱—台北郵政七九～九九信箱
時報悅讀網—http://www.readingtimes.com.tw
時報出版臉書—http://www.facebook.com/readingtimes.fans
法律顧問—理律法律事務所　陳長文律師、李念祖律師
印　刷—勁達印刷有限公司
初版一刷—二○一七年四月二十一日
定　價—新台幣三○○元
行政院新聞局局版北市業字第八○號

時報文化出版公司成立於一九七五年，並於一九九九年股票上櫃公開發行，於二○○八年脫離中時集團非屬旺中，以「尊重智慧與創意的文化事業」為信念。

國家圖書館出版品預行編目資料

最後瞬間的美好：17年安寧療護工作,真實見證47則平靜安詳的告別故事 / 珍妮特.威爾(Janet Wehr)作；謝凱蒂譯. -- 初版. -- 臺北市：時報文化, 2017.04
面；　公分. -- (人生顧問；259)

譯自：Peaceful passages : a hospice nurse's stories of dying well

ISBN 978-957-13-6959-4(平裝)

1.安寧照護　2.生命終期照護　3.生死觀

419.825　　　　106003885

978-957-13-6959-4
Printed in Taiwan